AF314812

Louis LESPINE

DÉLÉGUÉ RÉGIONAL DE L'UNION DES FEMMES DE FRANCE (CROIX-ROUGE FRANÇAISE)
POUR LE 20ᵉ CORPS D'ARMÉE

LES HÔPITAUX DE LA CROIX-ROUGE FRANÇAISE

EN TEMPS DE GUERRE

(HÔPITAUX AUXILIAIRES DU TERRITOIRE)

COMMENT LES ORGANISER ET LES FAIRE CLASSER

BERGER-LEVRAULT, ÉDITEURS

PARIS | NANCY

RUE DES BEAUX-ARTS, 5-7 | RUE DES GLACIS, 18

1914

LIBRAIRIE MILITAIRE BERGER-LEVRAULT

PARIS, 5-7, rue des Beaux-Arts — rue des Glacis, 18, NANCY

Les Leçons sanitaires de la Guerre des Balkans, par le Dr Th. WEISS, médecin principal de 2e classe de l'armée territoriale, professeur de clinique chirurgicale à la Faculté de Médecine de Nancy. Conférence faite à l'École régionale d'instruction des officiers de réserve et de l'armée territoriale de la 20e région. 1914. Un volume grand in-8, avec 70 photo., broché. **3 fr. 50**

Les Blessures de guerre par les armes modernes et leur traitement, par le même. 1912. Un volume grand in-8, avec 54 figures, broché . . **3 fr.**

Manuel technique du maître-infirmier (*Ministère de la Guerre*). Édition approuvée le 19 juin 1909. Un volume in-12 de 196 pages, avec 47 figures, cartonné. . . . . **2 fr.**

Notions d'Hygiène militaire, à l'usage des officiers, sous-officiers, candidats officiers et des élèves officiers de réserve, par le Dr D. ARNAUD, médecin-major de 1re classe. 1912. Un volume in-12 de 130 pages, avec 23 figures et 2 planches, broché. . . . . **2 fr.**

Comment améliorer sans frais le bien-être du soldat. *Petits aménagements. Pratique de l'hygiène. Détails du fonctionnement d'une coopérative,* par C. TRIBOUT, capitaine commandant au 20e régiment d'artillerie. 1910. In-8, avec 43 figures, broché. . . . . **1 fr. 75**

L'Ordinaire pratique, par A. BILLARD, lieutenant au 8e bataillon de chasseurs à pied. 1903. In-8, avec figures, cartonné . . . . **50 c.**

Le Corps de Santé militaire en France. *Son évolution. Ses campagnes, 1708-1882,* par le Dr BRICE, médecin-major, et le capitaine BOTTET, membre du Comité consultatif du Musée de l'armée. Préface de M. le médecin-inspecteur DELORME, directeur du Val-de-Grâce, membre de l'Académie de Médecine. 1907. Un volume grand in-8 de 461 pages, avec 11 gravures dans le texte, 2 planches en noir et 8 planches d'uniformes en couleurs par A.-L. LA GAULT. Tirage à 500 exemplaires numérotés à la presse, broché. . . . . . . **25 fr.**

Histoire de l'École impériale du Service de Santé militaire, instituée en 1856 à Strasbourg, par J.-L. ROUIS, médecin principal d'armée en retraite. 1898. Un volume grand in-8 de 713 pages, avec 4 portraits et 3 vues hors texte, broché . . . . **15 fr.**

— **Mélanges de Médecine et de Chirurgie.** Avec un supplément à l'*Histoire de l'École impériale du Service de Santé militaire,* par le même. 1903. Un volume grand in-8 de 192 pages, broché . . . . **5 fr.**

Les Femmes de France pendant l'invasion 1870-1871, par Joseph TURQUAN. (Couronné par l'Académie des Siences morales et politiques.) 1893. Beau volume in-12 de 449 pages, broché, sous couverture illustrée. **3 fr. 50.**

Les Horreurs de l'Invasion 1870-1871 (Publication du 20e corps d'armée). 1913. Un volume in-8 étroit de 106 pages, broché. . . . . **90 c.**

L'Occupation de Lunéville par les Allemands, 1870-1873, par J. CATHAL. Préface de M. le général FARNY, ancien commandant de la 2e division de cavalerie, à Lunéville, ancien commandant du 5e corps d'armée. 1913. Un volume in-12, avec 14 photographies documentaires, broché. . . . **3 fr.**

Récits de la dernière guerre franco-allemande (du 17 juillet 1870 au 10 février 1871). *Wissembourg. Fræschviller. Sedan. Siège de Paris,* par C. SARAZIN, médecin en chef, ancien professeur à la Faculté de Médecine de Strasbourg. 3e édition. 1887. Un volume in-12, broché . . . . . **3 fr. 50**

Impressions de campagne (1870-1871). *Siège de Strasbourg. Campagne de la Loire. Campagne de l'Est,* par H. BEAUNIS, ancien médecin en chef de l'ambulance de la 1re division du 18e corps. 1887. Un volume in-12, br. **3 fr. 50**

Les Champs de Bataille de 1870. Guide-Album avec 122 photographies et 10 cartes, par Henry DORIZY. Préface du général LYAUTEY. 1914. Brochure grand in-8 de 32 pages. Tirage en plusieurs couleurs . . . . **1 fr. 25**

État militaire de toutes les nations du monde en 1914. Un volume in-8 étroit, broché. . . . . **1 fr. 25**

LIBRAIRIE MILITAIRE BERGER-LEVRAULT

PARIS, 5-7, rue des Beaux-Arts — rue des Glacis, 18, NANCY

Pour l'Armée, par le général CHERFILS. 1913. Un volume in-12 de 420 pages, broché . . . . **3 fr. 50**

L'Armée toujours prête, par Joseph REINACH, député. 1913. Un volume in-12 de 467 pages, broché . . . . **3 fr. 50**

Nos Frontières de l'Est et du Nord. *Le Service de deux ans et sa réper-cussion sur leur défense,* par le général C. MAITROT. Nouvelle édition, revue, mise à jour et augmentée, avec une préface du général KESSLER. 1913. Un volume grand in-8, avec 9 cartes et 8 croquis, broché . . . . . **3 fr. 50**

L'Allemagne en péril. *Étude stratégique,* par le colonel Arthur BOUCHER. 1914. Un volume in-8, avec 6 croquis, broché . . . . **2 fr. 50**

Sur le Théâtre de la Guerre des Balkans. *Mon Journal de route (17 no-vembre-15 décembre 1912),* par le général HERR, de l'artillerie française. 1913. Un vol. in-8, avec 9 illustrations et 1 carte hors texte, br. . . **2 fr. 50**

Avec les Vaincus. *La Campagne de Thrace (octobre 1912-mai 1913),* par Georges RÉMOND. 1913. Un volume in-12 de 358 pages, avec 2 cartes hors texte, broché . . . . **3 fr. 50**

Sur les pas des Alliés. *Andrinople. Thrace. Macédoine,* par le capitaine DE RIPERT D'ALAUZIER. 1914. Un volume in-8, avec 8 croquis, 1 carte et 10 photographies hors texte, broché. . . . . **5 fr.**

Vers la Victoire avec les Armées Bulgares, par le lieutenant H. WAGNER, de l'armée austro-hongroise, correspondant de guerre de la *Reichspost.* Tra-duit de l'allemand par le commandant MINART. Préface de M. GÉSCHOW, pré-sident du Conseil des ministres de Bulgarie. 1913. Un volume in-8 de 251 pages, avec 24 gravures et 4 cartes hors texte, broché . . . . . . **5 fr.**

Carnet de Campagne d'un Officier turc *(octobre-décembre 1912). De Sul-Oglou à Tchataldja,* par le lieutenant SÉLIM BEY, du 1er lanciers. 1913. Un volume in-12 de 143 pages, avec 3 cartes, broché. . . . . **2 fr.**

Aide-mémoire administratif du Médecin militaire, par L. DU CAZAL et E. MARTINO, médecins-majors. 1883. In-8, broché fort. . . . . **3 fr. 50**

Rapport entre la force vive des balles et la gravité des blessures qu'elles peuvent causer, par M. JOURNÉE, colonel d'infanterie. 1907. In-8, broché . . . . **1 fr. 50**

Des Types de Fractures des diaphyses par les balles actuelles, par Edm. DELORME, médecin-major, professeur agrégé à l'École d'application de médecine militaire du Val-de-Grâce. Grand in-8, broché . . . . . **1 fr. 50**

Manuel de Chirurgie de guerre, par O. HEYFELDER, conseiller d'État, mé-decin principal d'état-major en Russie. Traduit de l'allemand par le Dr RAPP, médecin-major de 2e classe. 1875. Un volume in-12, avec 42 figures . . **6 fr.**

Du Transport des blessés sur les voies ferrées, par Jules GROSS, médecin aide-major au 69e régiment d'infanterie. 1882. Grand in-8, avec 28 figures, broché . . . . **3 fr. 50**

Des Maladies simulées dans l'armée moderne, par C. ZUBER, médecin-major, professeur à l'École du Val-de-Grâce. 1882. In-8, broché . . . **75 c.**

Conditions physiologiques des Exercices d'équitation chez le Ca-valier, par le Dr TRENEL, médecin-major au 20e corps, et le Dr BINET, pro-fesseur agrégé à la Faculté de Médecine de Nancy. 1910. Brochure grand in-8 . . . . **1 fr.**

Glycogénie et Alimentation rationnelle au sucre. *Étude d'hygiène ali-mentaire sociale et de rationnement du bétail,* par J. ALQUIER, ingénieur-agro-nome, et A. DROUINEAU, médecin-major. 1905. Deux volumes grand in-8, 736 pages, avec 30 figures et graphiques, brochés. . . . . **12 fr.**

NANCY-PARIS, IMPRIMERIE BERGER-LEVRAULT

ERRATUM

Page 66, à partir de la ligne 3, lire :

L'intérêt de **2,50** *ou* **3** % est fort convenable et de bien nombreux hôpitaux n'ont pas besoin de 15.000 francs comme fonds de réserve.

Dans un autre système encore, et dans le précédent, au delà de 15.000 francs, on recourt à la Caisse des Dépôts et Consignations ou à des comptes courants dans de grandes banques.

L'intérêt est évidemment très faible; mais, en revanche, le Comité peut avoir, au jour voulu, l'argent qu'il lui faut, sans immobiliser une somme supérieure.

Aucun de ces placements, en effet, ne devra être fait, sans que le Comité ait reçu l'assurance formelle d'un remboursement rapide, quelles que puissent être les facilités légales données aux dépositaires pour se libérer.

(La suite sans modifications.)

LES

HÔPITAUX DE LA CROIX-ROUGE

FRANÇAISE

EN TEMPS DE GUERRE

Louis LESPINE

DÉLÉGUÉ RÉGIONAL DE L'UNION DES FEMMES DE FRANCE (CROIX-ROUGE FRANÇAISE)
POUR LE 20ᵉ CORPS D'ARMÉE

LES
HÔPITAUX DE LA CROIX-ROUGE
FRANÇAISE
EN TEMPS DE GUERRE

(HÔPITAUX AUXILIAIRES DU TERRITOIRE)

COMMENT LES ORGANISER ET LES FAIRE CLASSER

BERGER-LEVRAULT, ÉDITEURS

PARIS	NANCY
RUE DES BEAUX-ARTS, 5-7	RUE DES GLACIS, 18

1914

AVANT-PROPOS

Ce qui donne aux trois sociétés d'assistance aux malades et blessés de l'armée (sociétés de la Croix-Rouge) une autorité particulière et leur assure un rang tout spécial parmi les nombreuses associations bienfaisantes qui existent en France, ce n'est pas seulement la noblesse de leur but, mais c'est que, le poursuivant sous le contrôle et la direction du Service de santé militaire, elles sont ainsi une réserve volontaire de l'armée nationale.

Les sociétés d'assistance sont bien autorisées à mettre leur personnel et leur matériel à la disposition du Service de santé, dans ses formations d'arrière et dans les places fortes de l'Est; elles sont bien admises à faire parvenir, aux troupes en campagne, les libéralités du pays; mais ce qui constitue, avant toute autre chose, leur collaboration avec le Service de santé, ce sont les hôpitaux auxiliaires qu'elles doivent organiser sur tout le sol national et jusque dans la zone des étapes des armées.

Tout comité d'une société de la Croix-Rouge doit donc, du jour de sa fondation, se préoccuper de créer un de ces hôpitaux, de le faire officiellement classer, c'est-à-dire reconnaître par le ministre de la Guerre; alors, répétons-le, mais alors seulement, ce comité n'est plus simplement un groupe quelconque d'une grande société : il a pris en charge, il aura, en cas de guerre, à faire fonctionner un organe de cette formidable machine que serait l'armée française mobilisée; il en devient un auxiliaire officiel.

Est-il besoin d'ajouter que pour remplir ce beau rôle, pour que la protection de la Convention de Genève soit efficace, il est nécessaire que tout soit organisé régulièrement.

Pour y parvenir, il faut se conformer aux règlements et, principalement, à l'Instruction du 21 mai 1913 sur l'utilisation des ressources du territoire national, pour l'hospitalisation des blessés et malades de l'armée.

Cette instruction a paru récemment au *Bulletin officiel* du ministère de la Guerre, dont elle forme le volume n° 83 *bis*.

Nous avons pensé rendre service aux membres des sociétés de la Croix-Rouge en rédigeant ce commentaire.

Et, comme cette instruction nouvelle en a remplacé une autre, celle du 5 mai 1899, il nous a paru intéressant d'indiquer, sous forme de notes, en quoi les dispositions actuelles diffèrent des anciennes, afin que les comités, qui ont constitué des hôpitaux ou commencé à les constituer, sous le régime d'hier, puissent apprécier la situation d'aujourd'hui et éventuellement en profiter.

Louis LESPINE.

CHAPITRE I

CE QU'EST UN HÔPITAL AUXILIAIRE DU TERRITOIRE

Les ressources normales du Service de santé (Hôpitaux permanents).

L'armée a à sa disposition, en temps de paix, des hôpitaux militaires et hospices mixtes, qui serviraient naturellement, en temps de guerre, à hospitaliser les malades et blessés de l'armée mobilisée; mais le Service de santé estime qu'ils ne pourraient en recevoir qu'une faible partie (Instr. min. 21 mai 1913, préliminaires).

Hôpitaux temporaires.

Il faut donc prévoir des hôpitaux supplémentaires. On les dénomme « *hôpitaux temporaires* » parce qu'ils ne doivent fonctionner qu'à la mobilisation et, en principe, pendant la durée des opérations seulement.

Hôpitaux complémentaires et auxiliaires.

Ces hôpitaux temporaires sont de deux sortes : les uns sont gérés directement par le Service de santé : ce sont les « *hôpitaux complémentaires* » (1); les autres sont gérés, sous son contrôle, par l'une des trois sociétés d'assistance aux blessés et malades de l'armée (Société française de Secours aux blessés militaires, Union des Femmes de France, Association des Dames françaises); ce sont les « *hôpitaux auxiliaires* » qui vont seuls nous occuper (Décr. 2 mai 1913, art. 2 ; Instr. 21 mai 1913, art. 2 et 4).

Constitution essentielle d'un hôpital auxiliaire.

Un hôpital auxiliaire comporte nécessairement un local, un personnel, un matériel et des fonds destinés à en assurer le fonctionnement. La situation officielle d'un hôpital auxiliaire, comme sa situation réelle, est toute différente suivant l'importance des trois derniers de ces éléments essentiels.

---

(1) Sous le régime de l'ancienne Instruction, ce titre d'hôpital complémentaire n'existait pas; tous les hôpitaux, qui n'étaient pas permanents, se nommaient hôpitaux temporaires; cependant les hôpitaux gérés par les sociétés d'assistance portaient le nom d'hôpitaux auxiliaires, comme à présent (Instr. min. 5 mai 1899, art. 15).

Les trois séries d'hôpitaux auxiliaires.

Un hôpital est « *classé en première* » ou « *en deuxième série* ». Il est « *classé en 1re série* » s'il est pourvu de tout le personnel, de tout le matériel et des fonds nécessaires à son fonctionnement, pendant les opérations et durant deux mois (Instr. min. 21 mai 1913, art. 56, al. 2, et art. 57, al. 1). Un hôpital de 1re série doit s'ouvrir à un jour que fixe, dès le temps de paix, le général commandant la région de corps d'armée ou le gouvernement militaire, et qui varie entre le cinquième et le dixième jour de la mobilisation (art. 56, al. 2, et 67) (1).

Un hôpital est « *classé en 2e série* », si la société qui l'organise a constitué la moitié, au moins, des ressources indiquées au paragraphe précédent.

Les hôpitaux de la 2e série doivent s'ouvrir à une date fixée comme ci-dessus, mais entre le onzième et le vingtième jour de la mobilisation seulement (art. 56, al. 3, 57 et 67) (2).

Il existe, en outre, une *3e série ;* elle est composée des hôpitaux qui sont pourvus d'un local concédé provisoirement, dans les conditions que nous

_____

(1) L'ancien article 72 prévoyait que les hôpitaux de 1re série s'ouvriraient le neuvième jour de la mobilisation.

(2) L'ancien article 72 prescrivait l'ouverture de ces hôpitaux pour le seizième jour de la mobilisation.

verrons plus loin, et de moins de moitié du personnel, du matériel et des fonds nécessaires.

La date d'ouverture en reste indéterminée; ils n'entrent pas en ligne, dans le décompte des ressources hospitalières fournies par les sociétés (1) (art. 56, al. 4 et 5).

––––––––––

(1) Ces hôpitaux, dans le système de l'Instruction de 1899, faisaient l'objet d'un véritable classement (art. 53 anc., al. 3). Toutefois le local n'était pas concédé.

CHAPITRE II

QUI ORGANISE LES HÔPITAUX AUXILIAIRES, OÙ ET COMMENT ?

Le rôle des comités locaux.

Nous avons déjà dit que c'étaient les sociétés d'assistance qui organisaient les hôpitaux auxiliaires. Ce sont leurs comités locaux qui sont chargés de ce soin (Instr. 21 mai 1913, art. 4).

La note 1 de l'article 1 de cette Instruction dispose qu'au contraire des hôpitaux complémentaires, les hôpitaux auxiliaires peuvent être organisés sur toute l'étendue du territoire national. Toutefois, au cas où des raisons d'ordre militaire s'opposeraient à la création d'un hôpital en tel ou tel endroit déterminé, le général commandant le corps d'armée peut rejeter la demande (art. 19, al. 3) (1). D'autre part, la localité, siège d'un hôpi-

---

(1) Dans le système ancien, c'était, en ce cas, le ministre qui statuait (art. 47 anc., al. 2). Le général ne prenait la décision que si elle était favorable (même art., al. 3).

tal, doit être, autant que possible, desservie par un chemin de fer à voie normale, mais ce n'est pas une obligation (art. 7) (1).

L'absence de voie ferrée ne constituera donc pas, pour la société, un obstacle absolu à l'organisation d'un hôpital, mais seulement une difficulté plus grande, à cause du transport des malades, qu'elle doit effectuer depuis la gare la plus proche (art. 62).

Il ne faut pas se dissimuler, d'ailleurs, que les sociétés pourront rencontrer, parfois, quelques autres difficultés d'ordre pratique pour constituer sur place certaines parties du matériel, ou pour assurer, avec les ressources locales, certaines fournitures, telles que les médicaments par exemple, ou même pour trouver un local, si la commune est petite ou si les divers services de la Guerre ont déjà retenu, pour leurs besoins, la plus grande partie des éléments disponibles.

Nous sommes persuadés qu'avec la ferme volonté d'aboutir, les comités vaincront ces obstacles, sur la plupart desquels nous reviendrons d'ailleurs. Du reste, et *bien que ce doive être tout à fait exceptionnel*, les hôpitaux peuvent recevoir, à titre de prêt ou

---

(1) L'ancien article 10 comportait la même disposition, mais il ne demandait pas que la voie du chemin de fer soit « normale ».

contre remboursement ultérieur, « si la nécessité en est établie », du matériel du Service de santé (Décr. 2 mai 1913, art. 12; Instr. 21 mai 1913, art. 89).

Mais si, pourtant, la société vient à penser que l'établissement d'un hôpital, dans une commune déterminée, entraînera de telles complications dans le fonctionnement, ou sera si coûteux, eu égard au résultat obtenu, que mieux vaille abandonner le projet, ou encore, si l'opposition du général commandant le corps d'armée s'étend à toute la localité, elle n'oubliera pas que le devoir primordial de tout comité est de constituer un hôpital, mais qu'aucun règlement ne l'astreint absolument à le faire au lieu même où il a son siège, ni ne lui interdit d'utiliser, au besoin, ailleurs, si cela paraît plus convenable, les ressources dont il dispose ou disposera.

Nous avons donc le droit d'affirmer, au début de cette étude, que, sauf circonstances absolument exceptionnelles, *tout comité d'une société d'assistance peut organiser un hôpital.*

Le rôle du délégué régional et du Service de santé.

C'est sous le contrôle du directeur régional du Service de santé et sous la direction du délégué régional de la société d'assistance, que ce travail de préparation doit avoir lieu (art. 4) (1).

En réalité, c'est au délégué régional, et à lui seul, qu'auront affaire les comités, puisqu'il est l'intermédiaire entre eux et la Direction du Service de santé.

Comme, au surplus, le délégué aura vraisemblablement déjà dirigé la préparation d'autres hôpitaux, les comités auront tout profit à recourir à son expérience pour les guider de ses conseils.

Principes directeurs.

Nous croyons que les comités s'inspireront utilement des principes suivants, afin de donner méthodiquement et rapidement le rendement maximum à leurs efforts.

AGIR DÈS LA FONDATION DU COMITÉ

Nous estimons tout d'abord, que, dès sa création, un comité a l'impérieux devoir de s'occuper de son hôpital, sans attendre qu'il ait réuni toutes les ressources pécuniaires indispensables

---

(1) L'Instruction de 1899 (art. 15) ne précisait pas, aussi nettement que celle de 1913, le droit de direction du délégué régional et de contrôle du directeur du Service de santé, bien que ces droits résultassent en réalité des diverses missions qui incombaient à ces deux personnes.

PRÉVOIR UN CLASSEMENT EN 1re SÉRIE

Nous pensons, en second lieu, que l'objectif à poursuivre est de faire classer l'hôpital en 1re série; nous avons dit plus haut que les hôpitaux de 1re série, seuls, comptent réellement et intégralement (On ne fait état des hôpitaux de 2e série que pour moitié du nombre de lits qui y est prévu); seuls (avec ceux de la 2e série) ils emportent concession définitive du local; seuls, ils auraient leurs portes rapidement ouvertes; seuls, enfin et surtout, ils sont prêts, entièrement prêts, à fonctionner, sans que leurs organisateurs aient à redouter les extrêmes difficultés qu'ils éprouveraient, dans la perturbation sociale causée par la mobilisation, pour se procurer ce qui leur manquerait (1).

Quant à la situation d'un hôpital en 3e série, elle n'est que provisoire et il faut en sortir au plus vite, sous peine de se voir retirer le local (voir p. 23 et 94).

Or, moins le nombre de lits d'un hôpital sera considérable, moins il faudra de matériel et d'argent pour le constituer, d'autant plus qu'on doit

---

(1) Car les sociétés chargées d'aider le Service de santé, en lui apportant des ressources supplémentaires, ne doivent compter, en principe, ni sur les siennes (bien que ce soit, à la rigueur, prévu par les articles 12 et 13 du décret du 2 mai 1913 et 89 de l'Instruction) ni, pour le même motif, sur la réquisition (cependant admise par les articles 82 et 102 de l'Instruction).

réserver, pour le fonctionnement, 2 francs par jour et *par lit*, durant deux mois.

Dès lors, un moment viendra où le comité organisateur aura tout ce qu'il lui faut pour obtenir le classement en 1re série d'un hôpital de 20 lits, tandis que, s'il le voulait de 100, voire même de 60 ou de 50, il devrait se contenter de la 3e série.

Le comité devra faire classer son hôpital de 20 lits en 1re série et augmentera ce nombre, par la suite, quand surviendront des ressources nouvelles, en demeurant toujours dans la 1re série.

CHAPITRE III

DE LA RECHERCHE DU LOCAL ET DE SA CONCESSION PROVISOIRE

Quels sont les établissements préférables ?

La première question à solutionner est de choisir un local. L'Instruction du 21 mai 1913 indique le genre d'établissement qui convient le mieux, dans son article 5-1°.

« Les hôpitaux temporaires du territoire sont établis : 1° Dans les lycées, collèges, pensionnats, asiles, grands hôtels meublés qui, possédant déjà des lits, des objets de couchage, un matériel de cuisine, une ou plusieurs salles de bains, etc..., peuvent être facilement transformés en hôpitaux, s'ils remplissent, d'ailleurs, les conditions hygiéniques requises pour cette destination. »

Mais cet article n'exclut nullement les autres locaux convenables, car son § 2° indique :

« Les établissements ou locaux de toute nature qui, par leur disposition générale, leur situation, leur étendue, paraissent pouvoir être utilisés pour l'installation d'un hôpital provisoire. »

Comme le conseille implicitement l'article 5, les comités examineront la liste du matériel, que nous reproduisons page 35; ils considéreront ce qu'ils en peuvent trouver dans les divers établissements qui s'offrent à leur choix (nous supposons que les propriétaires des établissements privés veulent bien le mettre à leur disposition); ils se diront que, plus on leur prêtera gratuitement, moins ils achèteront, et plus leur hôpital sera vite classé.

Ils examineront, en outre, quels travaux d'adaptation seraient nécessaires (pour cela ils consulteront la liste des locaux reproduite à la page 15) et se décideront naturellement pour le local où ils trouveront le plus de matériel et auront le moins de travaux à faire.

Inutile de dire qu'ils se préoccuperont aussi, et avant tout, des conditions hygiéniques; mais, sur ce point, le Service de santé veillera.

Locaux exclus.

Cependant l'article 18 de l'Instruction du 21 mai 1913 interdit aux sociétés d'assistance l'occupation des locaux qui seraient le plus facilement et économiquement utilisés : les pavillons ou salles d'hôpitaux ou d'hospices civils (1).

---

(1) Il n'était pas question de cette restriction dans l'ancienne Instruction (art. 7). A-t-elle un effet rétroactif? C'est ce que nous examinerons ci-après.

Locaux vastes (nombre minimum de lits).

Un hôpital auxiliaire doit contenir 20 lits au moins et 40 mètres cubes d'air doivent être attribués à chaque lit (art. 7, al. 2).

De plus, il y a lieu, en outre des salles de malades, de prévoir des locaux accessoires, dont nous donnons la liste page 15.

Les comités rechercheront un établissement vaste. Nous leur avons conseillé, à la vérité, de faire classer d'abord un hôpital de 20 lits ; mais ils doivent se dire que leur effort ne sera jamais trop grand ; nous dirons jamais suffisant. Quand donc ils auront fait classer en 1re série cet hôpital de 20 lits, voire un hôpital de 50 lits, voire de 100 et plus, ils devront l'augmenter encore et toujours l'augmenter.

Or, un grand hôpital est moins coûteux à organiser et demande moins de personnel que plusieurs petits, contenant, ensemble, le même nombre de lits que lui. Il convient donc, en principe, pour ménager l'avenir, de choisir un local qui permette d'augmenter par la suite le nombre de lits, au lieu de créer un nouvel hôpital.

Hôpitaux annexes.

Il est vrai que l'article 30 de l'Instruction prévoit que des annexes pourront être ajoutées à certains hôpitaux : c'est-à-dire qu'un hôpital de 200 lits, par exemple, pourra fonctionner avec 150 lits dans un local principal, 50 dans une annexe, le matériel restant prévu comme pour un hôpital unique de 200 lits, et non comme pour un hôpital de 150 lits et un autre de 50, ce qui fait une notable différence.

Mais il y a, à l'établissement de ces annexes, des limitations, notamment l'exigence que l'annexe n'ait pas plus de 100 lits et qu'au contraire l'hôpital principal dépasse ce nombre. Mieux vaut donc, et en outre pour la commodité du service, un local unique.

Liste des locaux.

Ces observations faites, voici le tableau (annexe nᵒ 2) de tous les locaux prévus par l'Instruction du 21 mai 1913.

---

(1) L'Instruction du 5 mai 1899 ne prévoyait pas ces hôpitaux annexes.

NATURE DES LOCAUX	NOMBRE DE PIÈCES nécessaires d'après la contenance de l'établissement							OBSERVATIONS
	De 20 à 50 malades	De 51 à 100 malades	De 101 à 200 malades	De 201 à 300 malades	De 301 à 400 malades	De 401 à 500 malades	De 501 et au-dessus	
1º Local pour le concierge	1	1	1	1	1	1	1	Les fixations indi-
2º Chambre de garde des médecins .	»	»	1	1	1	1	1	quées ci-contre sont
3º Chambre de garde des officiers d'administration (*comptables*) .	»	»	»	»	1	1	1	simplement données à titre d'indication et
4º Local pour l'infirmier-major de garde	1	1	1	1	1	1	1	peuvent être consi- dérées comme des
5º Cabinet pour le médecin chef . .	1	1	1	1	1	1	1	maxima ([1]).
6º Bureau pour l'officier d'adminis- tration gestionnaire (*adminis- trateur*)	1	1	1	1	1	1	1	
7º Bureau des entrées	1	1	1	1	1	1	1	
8º Vestiaire pour les entrants . . .	»	1	1	1	1	1	1	
9º Magasin pour les effets des malades entrés	1	1	1	1	1	1	1	
10º Salle des malades ordinaires . . .	suivant les ressources							
11º Cabinets d'isolement	1	2	3	4	5	6	8	
12º Salles d'officiers	»	1	2	3	4	5	6	
13º Salles de sous-officiers	»	1	2	3	4	5	6	
14º Réfectoire à l'usage des malades .	suivant les ressources							
15º Salles d'opérations et de panse- ments	1	1	1	2	2	2	2	
16º Pharmacie-tisanerie	1	1	1	2	2	2	2	
17º Salle de bains	1	1	1	2	2	2	2	
18º Dépense	1	1	1	2	2	2	2	
19º Magasin de combustible ou bûcher	1	1	1	1	1	1	1	
20º Cuisine	1	1	1	1	1	1	1	
21º Lingerie	1	1	1	1	1	1	1	
22º Local pour linge sale	1	1	1	1	1	1	2	
23º Locaux pour la désinfection . . .	2	3	3	3	3	3	3	
24º Buanderie avec séchoirs								
25º Casernement des infirmiers . . .								
26º Réfectoire des infirmiers	suivant les ressources							
27º Greniers-caves								
28º Latrines et urinoirs								

(1) La notice nº 7 annexée à l'Instruction du 5 mai 1899, et que celle citée au texte a remplacée, était au contraire impérative dans celles de ses parties qui n'étaient pas déclarées facultatives.

Outre ces locaux divers, il faudra tenir compte de ceux qui doivent être réservés, aux termes de l'article 71 ci-dessous :

« Les directeurs (ou directrices), les proviseurs, principaux, économes, professeurs ou employés, qui occupent un logement auquel ils ont droit dans les établissements scolaires affectés au service de santé de l'armée ou concédés aux sociétés d'assistance, ont la faculté de conserver ce logement après l'ouverture des hôpitaux temporaires du territoire.

« Toutefois, ledit logement pourra être réduit, si l'installation des hôpitaux l'exige, au nombre de pièces strictement indispensables pour l'habitation des intéressés et celle de leurs familles.

« Les mêmes dispositions sont applicables au logement personnel occupé par les propriétaires ou locataires des établissements ou immeubles transformés en hôpitaux temporaires du territoire. »

L'observation qui figure au tableau annexe n° 2, et aux termes de laquelle la liste des locaux est déclarée purement facultative, est une disposition des plus heureuses.

Sans elle, les hôpitaux, les petits au moins, seraient, comme par le passé, encombrés par les locaux accessoires et ne pourraient recevoir qu'un nombre de malades sans aucune proportion avec leur capacité réelle.

Une entente amiable avec la Direction du Service de santé, représentée par le médecin chargé de visiter l'établissement (voir p. 19), ou par le directeur lui-même, fixera, en fait, ceux des locaux prévus par l'annexe n° 2, qui seront considérés, suivant les cas, comme nécessaires, ainsi que l'importance des réductions à faire subir au logement des propriétaires et locataires.

Établissements publics ou privés.

Le local, sur lequel le comité aura jeté ses vues, sera, ou un établissement public, ou un établissement privé.

Établissements publics.

Si l'établissement est public, c'est-à-dire appartient à l'État, au Département ou à la Commune, le comité n'a qu'à prier le délégué régional d'adresser au directeur du Service de santé, une demande de concession provisoire (Instr., art. 19).

L'autorité militaire dira si le local n'est pas retenu par elle, pour d'autres usages, ou pour le Service de santé lui-même, s'il n'y a pas d'inconvénients d'ordre militaire (voir p. 5), fera son affaire, en temps utile, de ce qui concerne le propriétaire et toutes autorités intéressées (art. 22 et 71).

Établissements privés
(Consentement des propriétaires et des locataires).

Si, au contraire, l'établissement appartient à un particulier, la société devra obtenir le consentement du propriétaire et même des locataires, s'il y en a (art. 19, al. 1, et art. 21, al. final).

Pour cela, le comité fera ressortir aux intéressés la disposition de l'article 6 de l'Instruction, d'après laquelle l'établissement est retenu pour la durée des opérations seulement, et conserve, jusque-là, son affectation normale. Il exposera les avantages résultant de la protection prévue par la Convention de Genève et aussi, que la société devra, la guerre terminée, restituer les lieux concédés remis en état et désinfectés (art. 99). Il rappellera enfin aux propriétaires et locataires les dispositions de l'article 71, les maintenant dans les locaux nécessaires à leur habitation (voir p. 16).

Mais d'autre part, il les avertira que l'immeuble doit être mis à la disposition de la société dès avant le cinquième jour de la mobilisation, l'hôpital pouvant ouvrir ses portes ce jour-là (art. 56) et l'installation nécessitant, soit des travaux d'adaptation, soit, en tout cas, des mesures préliminaires à l'ouverture.

Le jour où la société devra pouvoir disposer des locaux sera fixé, d'ailleurs, dès le temps de paix, par le ministre de la Guerre (art. 22 et 71 combinés). Pour les établissements scolaires, tous les élèves devront avoir été renvoyés (art. 71).

Le consentement des propriétaires et locataires sera écrit sur papier libre et envoyé par le comité local au délégué régional, qui l'adressera au Service de santé, avec la demande de concession (art. 19, al. 1) (1).

Visite du médecin délégué par le directeur du Service de santé.

Si le commandant du corps d'armée ne refuse pas le local, pour raison d'ordre militaire (cas auquel le délégué régional ferait connaître cette solution au comité qui chercherait un autre établissement), le directeur du Service de santé fait procéder à la visite des locaux, au point de vue sanitaire, par un médecin militaire, s'il n'a déjà tous les renseignements nécessaires (art. 19, al. 3),

Rapport du médecin visiteur.

Ce médecin procède aux constatations voulues

____

(1) Aux termes de l'article 47 ancien, il n'était nécessaire de produire ce consentement que quand, le général commandant le corps d'armée (ou le ministre) et le directeur du Service de santé ayant consenti à l'organisation de l'hôpital, le directeur adressait au ministre son rapport, accompagné de la situation modèle n° 10, constatant l'importance des ressources réunies par le comité, aux fins d'un classement en 1re, 2e ou 3e série.

en une ou deux fois (art. 19, al. 3, 14 et 15 combinés). L'article 15 décrit ces constatations ainsi qu'il suit :

Le médecin doit :

« 1º Visiter en détail l'établissement et recueillir tous les renseignements nécessaires pour le décrire sommairement d'après le questionnaire ci-après :

« *a*) Destination normale de l'établissement, indication du propriétaire (État, département, commune, particulier, avec nom et adresse). Quand l'établissement appartient à l'État, il convient d'indiquer de quel département ministériel il relève;

« *b*) Situation de l'établissement : élévation et nature du terrain sur lequel il est construit; son orientation, son exposition aux vents, sa position par rapport à la ville; sa distance de la gare la plus voisine; état des routes qui le relient à la ville et à la gare; moyens de transport existants (omnibus, tramways, services d'automobiles);

« *c*) Description sommaire des chambres d'habitation (cubage, état des parquets, revêtement intérieur des murs, nombre et situation des fenêtres, moyens d'aération permanente et de chauffage) et des locaux accessoires (cuisine, réfectoire, lavabos, salles de bains, buanderie, etc...);

« *d*) Eau d'alimentation : son origine, sa qualité, sa quantité par rapport aux besoins à satisfaire; sa distribution dans l'établissement; le cas échéant, moyens d'épuration employés, analyses connues;

« *e*) Type des latrines en usage; mode de vidange; issue des eaux pluviales et ménagères; égouts;

« *f*) Causes d'insalubrité au voisinage de l'établissement;

« *g*) Moyens d'éclairage artificiel employés (lampes diverses, gaz, acétylène, électricité), leur distribution générale;

« 2º Déterminer le nombre maximum de malades ou blessés que l'établissement peut contenir;

« 3º Établir, s'il y a lieu, un état estimatif des travaux qu'il paraît utile d'effectuer dans l'établissement pour l'adapter aux conditions de fonctionnement d'un hôpital, sous la réserve qu'il ne devra être proposé que des travaux absolument indispensables, susceptibles d'être exécutés rapidement à la mobilisation, qui ne soient pas de nature à compromettre la solidité des bâtiments et qui puissent facilement être détruits après la fermeture de l'hôpital, de manière à permettre la remise intégrale des locaux dans leur état primitif. Les propositions de travaux seront d'ailleurs classées sous les trois rubriques ci-après :

« *a*) Modifications aux locaux existants; elles ne porteront en principe que sur leur division;

« *b*) Construction des locaux annexes, tels que latrines, salles de bains, hangars, etc...;

« *c*) Modifications dans la distribution de l'eau, du gaz, de l'acétylène ou de l'électricité, dans l'organisation ou le fonctionnement des latrines et des voies d'écoulement pour eaux usées;

« 4º Provoquer, s'il y a lieu, une analyse de l'eau potable;

« 5º Décrire sommairement l'établissement, en supposant les divers locaux aménagés et répartis (annexe nº 2) en vue du fonctionnement de l'hôpital auxiliaire du territoire (plan sommaire à l'appui);

« 6º Décompter à sa valeur réelle le matériel existant dans l'établissement et pouvant être affecté au service des malades. »

C'est au médecin militaire visiteur, et non aux comités, qu'il appartient de se procurer tous renseignements utiles à l'effet de répondre aux questions ci-dessus (1).

L'article 19 de l'Instruction prescrit en effet aux sociétés, dès qu'elles auront arrêté leur choix sur un établissement, de ne pas pousser plus avant leurs études.

---

(1) Il n'en était pas ainsi sous l'empire de l'Instruction de 1899; son article 49 prévoyait que les sociétés exécuteraient les opérations prescrites par l'article 21 de ladite Instruction, c'est-à-dire fourniraient au médecin visiteur toutes les indications utiles pour l'accomplissement d'une tâche qui consistait à visiter en détail l'établissement et à recueillir des renseignements identiques à ceux énumérés par le nouvel article 19.

Dans ce système, une première visite sommaire avait dû avoir lieu au préalable, conformément à l'article 20; dans la pratique on n'en faisait qu'une complète.

Concession provisoire du local par le ministre.

Si l'enquête faite comme il vient d'être dit est favorable et la convenance des locaux reconnue, le directeur du Service de santé envoie au ministère le dossier de l'affaire (art. 19, al. final), et le ministre concède provisoirement l'établissement (art. 21, al. 2) (1).

Nécessité de poursuivre le classement (Délais).

Mais comme il a été dit plus haut, cette concession n'est que provisoire, accordée pour une année seulement; elle peut être, ou non, renouvelée pour une deuxième année, et tombe ensuite, de plein droit, si le classement en 1re ou en 2e série n'est pas intervenu dans ce délai (art. 21, al. 2).

Si, au contraire, ce classement intervient, l'éta-

---

(1) Dans l'ancien système, au contraire, le ministre ne prenait aucune décision à ce moment. Le directeur régional du Service de santé invitait le comité à lui fournir la situation modèle n° 10, énumérant les ressources recueillies, qu'elle soit positive ou négative, c'est-à-dire même si elle devait faire constater que rien n'existait. Au vu de cette situation, le directeur rédigeait son rapport qu'il adressait au ministère avec le dossier (art. 47). Ce rapport indiquait dans quelle série l'hôpital devait être classé.

Le ministre concédait définitivement le local, si l'hôpital pouvait être classé en 1re ou 2e série; sinon il se bornait à informer la société de la suite qui pourrait être donnée ultérieurement à la demande qui serait présentée, quand le classement en 1re ou 2e série pourrait être obtenu (art. 48 ancien).

blissement est définitivement concédé par le ministre.

Mais, pour obtenir le classement, il faut que le délégué régional ait pu adresser à la Direction une situation (mod. n° 3) établissant que le comité possède tout ce qui est nécessaire, ou au moins la moitié.

Il nous faut donc, avant d'aller plus loin, voir ce qui est exigé en matériel, fonds de réserve et personnel.

CHAPITRE IV

DU MATÉRIEL

Prévision, en principe et au début, d'un hôpital de 20 lits.

Pendant le temps qu'auront duré les formalités que nous venons d'énumérer, le comité aura entrepris une deuxième série d'opérations. Il se sera occupé de recueillir l'argent et de constituer le matériel nécessaire.

C'est un travail à mener de front avec la recherche du local, dont nous avons parlé, et celle du personnel, dont nous parlerons ensuite.

Pour y procéder, il faut consulter le tableau annexe n° 3 de l'Instruction du 21 mai 1913.

Le comité, pour les motifs que nous avons exposés ci-dessus, devra, sauf circonstances exceptionnelles, prévoir un hôpital de 20 lits, quitte à l'augmenter par la suite.

Le tableau donne, non seulement la nomenclature des objets nécessaires, mais l'indication des quantités différentes suivant l'importance de l'hôpital.

Il indique, en outre, de quelles façons doivent être constitués les objets qui y sont énumérés.

Il nous faut donc expliquer, avant qu'on le lise, ces divers modes de constitution du matériel.

Les différents modes de constitution du matériel.

Il y a, en effet, diverses manières de constituer le matériel, d'après les prescriptions de l'article 58 de l'Instruction.

« Acquisition réelle » ou « constitution en nature ».

Tout d'abord, tous les objets, quels qu'ils soient, peuvent être *« réellement constitués »* ou *« constitués en nature »* ou *« acquis dès le temps de paix »* (toutes ces expressions sont indifféremment employées, et dans le même sens, par l'Instruction), c'est-à-dire qu'ils doivent, dès avant le classement de l'hôpital, être la propriété du comité organisateur et être détenus par lui, soit qu'il les ait achetés — et payés — soit qu'on lui en ait fait donation, et non pas éventuelle, mais immédiate.

Promesses et marchés.

Mais, tandis que ce procédé est obligatoire pour certains objets, il n'est que facultatif pour d'autres.

Ces derniers peuvent être « *constitués* », soit « *par promesses écrites* », soit « *par marchés conditionnels de personnes les possédant réellement* ». Ils ne sont mis à la disposition du comité qu'au moment de l'ouverture de l'hôpital.

En d'autres termes, les propriétaires de ces objets, particuliers ou commerçants, peuvent, soit les prêter au comité pour la durée du fonctionnement de l'hôpital (*promesses écrites*), soit les leur vendre conditionnellement, le marché passé dans ce but ne devant être exécuté qu'en cas de mobilisation et d'ouverture de l'hôpital (*marchés conditionnels*).

Ces promesses et marchés sont rédigés sur papier libre (art. 58).

Lorsqu'il s'agira de choses qui doivent se consommer, les clauses du marché feront ressortir le prix approximatif des fournitures pour deux mois (même article).

Nous donnons du reste, à la fin de cet ouvrage, des modèles de promesses et de marchés qui pourront être utilement employés (voir mod. nos 2 et 5, p. 115 et 124).

Possibilité de ne constituer certains objets qu'à la mobilisation.

Aux termes du septième alinéa de l'article 58, il existe un quatrième mode de constitution, ou plutôt une dispense de constitution dès le temps de paix, pour certains objets, puisque cet alinéa dispose :

« Le matériel de cuisine, de dépense, de buanderie, les meubles, les appareils de chauffage et d'éclairage, les baignoires de corps, peuvent n'être constitués qu'au moment de la mobilisation. »

Mais ce texte n'est, en tout cas, pas absolu, car si l'on se reporte au tableau du matériel (p. 42), on y trouve toute une série d'objets rentrant dans ces catégories, et dont l'énumération est précédée des mots : « Constitués dès le temps de paix, soit en nature, soit par promesses écrites ou marchés conditionnels. »

Il faut donc admettre qu'en ce qui les concerne tout au moins, nous retombons dans l'un des modes de constitution précédemment exposés.

Et nous essaierons d'autant moins de soutenir qu'il y a, entre l'article de l'Instruction et le tableau qui y est annexé, une involontaire discordance, que nous engageons vivement les comités à constituer, par promesses ou marchés, la totalité des objets mentionnés au septième alinéa de l'article 58.

Moins, en effet, ils abandonneront au hasard et à l'imprévu, mieux, à notre avis, cela vaudra (1).

------

(1) Reconnaissons cependant que le texte de l'ancienne Instruction avait le mérite de s'exprimer en termes qui ne prêtaient à aucune discussion. L'article 53 (alinéa final) disposait en effet :

« Quant aux objets qui sont portés sur la notice n° 9, annexée

Où doit-on se procurer les objets achetés, donnés ou prêtés ?

Les objets « réellement acquis » par le comité peuvent naturellement lui être donnés par n'importe qui, quels que soient la résidence de cette personne et le lieu où se trouvent ces objets, ou achetés n'importe où, puisqu'il se les fera livrer dès le temps de paix et les entreposera où il le jugera convenable, de préférence au siège même de l'hôpital, sans quoi il aurait à prévoir certains mouvements de matériel (pour l'exécution desquels il pourrait y avoir lieu de passer un marché, voir p. 121).

Les objets prêtés le seront, en général, par des membres de la société, ou des tiers demeurant dans la localité siège de l'hôpital (sans pourtant qu'il y ait à cette résidence aucune obligation), ou par les médecins attachés à l'hôpital (pour les instruments de chirurgie [art 58, al. 2]), mais surtout par les propriétaires (personnes publiques ou privées) de l'établissement concédé.

On se souvient que, dans son rapport adressé au directeur du Service de santé, le médecin visiteur du local a dû décompter le matériel exis-

---

à la présente Instruction, avec la mention « Peuvent n'être acquis « qu'au moment de la mobilisation », il n'y aura pas lieu d'en tenir compte lorsqu'il s'agira de déterminer le classement des hôpitaux temporaires du territoire en 1re, 2o ou 3e série. »

tant dans l'établissement et pouvant être affecté au service des malades.

D'autre part, nous avons indiqué qu'un des motifs de se décider pour tel ou tel immeuble est la plus ou moins grande quantité de matériel utilisable qui s'y trouve.

L'article 23 prescrit l'étude des conditions dans lesquelles le matériel peut être constitué, sur place, à l'aide des ressources locales.

Cette étude ne doit, en principe, être entreprise que quand le ministre a concédé le local; mais on y procédera dès le début, ne serait-ce qu'en raison des liens étroits qui la rattachent à la constitution du matériel.

La note 1 de l'article 53 indique qu'il ne doit pas être fait état des ressources locales, qui sont déjà retenues par les différents services de la guerre pour les besoins de la mobilisation (1).

Le médecin militaire chargé de la préparation des hôpitaux complémentaires donnera à ce sujet (par l'intermédiaire du délégué régional) tous renseignements utiles aux sociétés.

Avec quels fournisseurs doivent être passés les marchés.

Pour certaines fournitures, il faut traiter avec

---

(1) Sauf cependant, application de l'article 12 du décret dù 2 mai 1913 (voir p. 7, 9 et 31).

une personne habitant la localité. C'est le cas pour les médicaments, accessoires de pharmacie et objets en caoutchouc (art. 58, al. 5).

A cet effet, l'article 23 prescrit aux comités de rechercher si l'approvisionnement en médicaments peut être fourni à la mobilisation par un ou plusieurs pharmaciens de la ville et à quelles conditions de prix.

Nous pensons que cette exigence ne s'applique qu'au cas où il existe dans la localité, siège de l'hôpital, un ou plusieurs pharmaciens, les rédacteurs de l'Instruction ayant supposé qu'on n'établirait, en général, d'hôpitaux que dans des villes d'une certaine importance et où, en conséquence, il existe au moins une pharmacie.

S'il en était autrement, ou sans une large tolérance sur laquelle il y a lieu de compter, on aboutirait, soit à l'impossibilité de constituer un hôpital auxiliaire dans une localité dépourvue de pharmacien, soit à l'obligation d'acquérir, dès le temps de paix, des médicaments ou objets en caoutchouc, qu'il faudrait remplacer, de façon très fréquente pour certains, au fur et à mesure qu'ils se gâteraient (1).

Il est vrai que, dans certains cas, il pourrait y avoir lieu d'appliquer l'article 12 du décret du 2 mai

---

(1) L'Instruction de 1899 autorisait la société à traiter avec un ou plusieurs pharmaciens exerçant dans la ville même ou du moins dans la région de corps d'armée (art. 53).

1913 (déjà cité p. 7, 9 et 30), qui autorise, *si l'installation d'un hôpital est reconnue indispensable,* le prêt du matériel du Service de santé (voir aussi article 89 de l'Instruction).

Pour les fournitures autres que celles indiquées ci-dessus, on peut s'adresser à des personnes étrangères à la localité, aucune disposition ne l'interdisant ; mais on tiendra compte, bien entendu, de la situation de la ville siège de l'hôpital, du jour auquel il devra ouvrir ses portes, de la rapidité des moyens de communication, etc... ; en un mot, on devra acquérir la certitude que les fournitures parviendront à destination en temps utile.

Naturellement, l'interdiction de faire état des ressources locales, déjà retenues pour les besoins de la mobilisation, s'applique aux fournitures faisant l'objet des marchés conditionnels.

Quels modes de constitution sont les plus avantageux.

De tout ce qui précède, il résulte :

1° En ce qui concerne les objets dont l'Instruction impose l'acquisition effective dès le temps de paix, que la donation en sera tout exceptionnelle, et qu'il convient de les acheter aux meilleures conditions possibles.

A ce sujet, indiquons que, pour bon nombre de ces objets, les comités réaliseront une économie sensible en les faisant confectionner par leurs membres, au lieu de les acheter tout faits;

2° En ce qui concerne les objets pour lesquels le mode de constitution est facultatif, il faut bien observer que, chaque fois qu'il y a marché, le comité doit mettre en réserve les fonds nécessaires au paiement des fournitures. Il ne peut obtenir le classement de son hôpital sans cela (art. 59-2°), même si le fournisseur consent à ce que le paiement ne soit effectué qu'après la paix faite. D'autre part, si le comité achète dès le temps de paix, il paie de suite.

Donc, comme nous l'avons déjà dit, plus il parviendra à se faire prêter d'objets, moins il dépensera d'argent, moins donc il aura besoin d'en recueillir, plus vite, en conséquence, il pourra obtenir le classement.

Aussi est-ce le procédé que l'on doit préférer à tout autre, sauf à la donation, et même à celle-ci, s'il s'agit de choses susceptibles de se détériorer.

Ces diverses observations, nécessaires à la compréhension du tableau n° 3, étant faites, nous n'avons plus qu'à inviter à sa lecture.

TABLEAU [1]

indiquant le matériel nécessaire
pour assurer
le fonctionnement des hôpitaux auxiliaires du territoire.

---

(1) Pour se rendre compte des différences existant entre le nouveau matériel et l'ancien, il faut comparer le tableau reproduit au texte, avec la notice n° 9 de l'ancienne Instruction.

À ce sujet, il faut noter (et c'est ce qui nous empêche d'établir un tableau comparatif) que la nouvelle Instruction prévoit un type unique d'hôpital; l'ancienne, au contraire, en admettait deux tout à fait distincts : 1° les *hôpitaux généraux*, c'est-à-dire recevant à la fois des blessés et des malades; 2° les *hôpitaux spéciaux*, qui eux-mêmes étaient destinés, soit aux *blessés* exclusivement, soit aux *malades*, y compris les contagieux, soit aux *convalescents* (art. 51 ancien).

Il faut donc faire la comparaison du tableau nouveau avec telle ou telle partie de l'ancienne notice n° 9, suivant le cas.

Cette comparaison est fort intéressante pour les comités ayant déjà des hôpitaux classés ou en formation. Ceux qui ont organisé, soit des hôpitaux généraux, soit des hôpitaux de blessés se trouveront avoir un matériel supérieur, sur certains points, aux exigences nouvelles et aussi des fonds disponibles, car divers marchés pourront être réduits, et les fonds à ce destinés pourront être ainsi diminués.

D'autre part, les comités possédant des hôpitaux destinés exclusivement aux malades ou aux convalescents se trouveront manquer d'une certaine partie du matériel.

DÉSIGNATION des matières et objets	UNITÉ réglementaire	QUANTITÉS DE MATÉ... de l'éta...		
		de 20 à 50 malades	de 51 à 100 malades	de 101 à 200 malades
INSTRUMENTS DE CHIRURGIE ET MATÉRIEL DE PANSEMENT (Acquis dès le temps de paix, à l'exception des instruments détenus par les chirurgiens civils affectés aux hôpitaux auxiliaires et dans le cas où des promesses écrites seraient souscrites par ces détenteurs) (art. 58, al. 2 et 3)(1).				
Boîtes d'instruments de chirurgie (2) :				
Chirurgie générale (2)	Nombre	1	1	1
Hémostase (2)	—	1	1	1
Réunions et sutures (2)	—	1	1	1
Aspirateur de Potain (2)	—	1	1	1
Thermo-cautère (2)	—	1	1	1
Autopsies (2)	—	1	1	1
Trousse d'infirmier	—	2	4	6
Aiguilles à suture, diverses	—	10	15	20
Clef de Garengeot	—	1	1	1
Davier pour extraction des dents	—	2	3	4
Seringue pour injections hypodermiques	—	4	6	8
Seringue stérilisable pour sérothérapie, avec accessoires	—	1	1	2
Sondes diverses	—	4	6	8
Thermomètre médical ordinaire	—	4	6	8
Appareil pour l'examen des urines, complet	—	1	1	1
Cuvettes à pansement, diverses	—	3	4	5
Irrigateur Eguisier de 1 litre	—	2	3	4
Attelles en bois, diverses	—	20	30	40
Cerceaux à fractures, divers	—	5	10	15
Gouttière en fil de fer, diverses	—	10	15	20
Poulie mobile pour tractions continues	—	1	1	2
Bouilleur pour stériliser les instruments	—	1	1	2
MATÉRIEL DE PHARMACIE (Constitué dès le temps de paix, soit en nature, soit par promesses écrites ou marchés conditionnels)(3) (art. 58, al. 5).				
Alcoomètre centésimal	—	1	1	1
Capsules en porcelaine, diverses	—	1	2	2

(1) D'après l'ancienne Instruction les instruments de chirurgie devaient être réellement acqui...
(3) Le fournisseur doit habiter la localité.

| MATIÈRES ET OBJETS | | | | OBSERVATIONS |
| poraire du territoire | | | | |
de 201 à 300 malades	de 301 à 400 malades	de 401 à 500 malades	de 500 malades et au-dessus	
6	8	10	12	
5	6	7	8	
6	8	10	12	
2	2	3	3	
5	6	7	8	
3	4	4	5	
3	4	4	5	
3	4	4	5	
1	1	1	1	
4	5	5	6	
1	1	1	1	

des malades et en tenant compte des ressources
ments dans lesquels sont organisés les hôpitaux

de 201 à 300 malades	de 301 à 400 malades	de 401 à 500 malades	de 500 malades et au-dessus
3	4	4	5
3	4	4	5
8	10	12	14
1	1	1	1
1	1	1	1
5	6	7	8
1	1	1	1
8	10	12	14

de 1/5 par malade.

1 et 1/10 par malade.

de 201 à 300 malades	de 301 à 400 malades	de 401 à 500 malades	de 500 malades et au-dessus
2	2	2	2
3	4	4	4

DÉSIGNATION des matières et objets	UNITÉ réglementaire	QUANTITÉS DE MATIÈRES par hôpital temporaire			
		de 20 à 50 malades	de 51 à 100 malades	de 101 à 200 malades	201 ma...
MATÉRIEL D'USAGE GÉNÉRAL [1] (Constitué dès le temps de paix, soit en nature, soit par promesses écrites ou par marchés conditionnels [art 58, al. 7], sauf les objets marqués de l'indice [1] qui doivent être réellement acquis dès le temps de paix [art. 58, al. 2].					
Balance-bascule de la portée de 200 kilos	Nombre	1	1	1	
Balance dite Roberval, de la portée de 5 kilos	—	1	1	2	
Boîte de poids de 2ᵏᵍ 001 en cuivre	—	1	1	2	
Cuiller à distribution, en fer battu étamé, diverses	—	4	6	8	
Mesures en fer-blanc, diverses	—	6	8	10	
Poids en fonte de fer, divers	Série	1	1	1	
Applique pour lampe-veilleuse, avec réflecteur	Nombre				
Fourneau de cuisine (de dimensions en rapport avec les besoins)	—				
Godet de veilleuse en verre	—				
Lanterne-applique avec lampe et réflecteur	—				
Banc ordinaire	—	4	6	10	
Bureaux divers	—	2	2	3	
Chaise foncée en canne ou en paille	—	10	15	30	
Fauteuil-brancard pour transport des malades	—	1	2	3	
Table de nuit	—	2	3	4	
Tables ordinaires, en chêne poli, diverses	—	2	3	5	
Boîte à tampon avec accessoires [1]	—	1	1	1	
Cachet [1] du médecin chef	—	1	1	1	
Timbre [1] humide pour dater les billets d'hôpital, avec accessoires (2)	—	1	1	1	
Numéros pour les effets des entrants, en zinc	—				
Seau ordinaire, sans couvercle, en fer battu, de 15 litres	—	5	8	12	
Brancards [1] avec bretelles	—	2	3	5	
Brassards [1] de neutralité (3)	—				

Pour les lignes « Applique pour lampe-veilleuse… », « Fourneau de cuisine… », « Godet de veilleuse… » et « Lanterne-applique… » : Suivant les besoins et en tenant compte des établissements dans lesquels sont organisés...

Pour « Numéros pour les effets des entrants » : A raison de 2 par...

Pour « Brassards [1] de neutralité » : Nombre égal à l'effectif du...

(1) Voir p. 55 l'indication de certains objets à ajouter à ce chapitre.
(2) Accessoires : 1 boîte vide, 1 flacon d'encre, 1 tampon, 1 brosse.
(3) Voir p. 54 les indications particulières relatives aux brassards.

MATIÈRES ET OBJETS ...poraire du territoire	de 201 à 300 malades	de 301 à 400 malades	de 401 à 500 malades	de 500 malades et au-dessus	OBSERVATIONS
	1	1	2	2	
	2	3	3	4	
	2	3	3	4	
	10	12	14	16	
	12	14	16	18	
	1	1	2	2	

...ompte des ressources que peuvent offrir les ...rganisés les hôpitaux complémentaires.

	de 201 à 300	de 301 à 400	de 401 à 500	de 500 et au-dessus	
	14	18	22	25	
	3	4	4	6	
	40	50	60	70	
	3	4	4	5	
	6	8	10	12	
	7	9	11	13	
	1	1	1	1	
	1	1	1	1	
	1	1	1	1	

...2 par malade.

	de 201 à 300	de 301 à 400	de 401 à 500	de 500 et au-dessus	
	14	16	18	20	
	7	9	11	13	

...if du personnel de l'hôpital.

DÉSIGNATION des matières et objets	UNITÉ réglementaire	QUANTITÉS DE par hôpital tem...			MA... po...
		de 20 à 50 malades	de 51 à 100 malades	de 101 à 200 malades	
MÉDICAMENTS, RÉACTIFS ET OBJETS DE PANSEMENT (Pourront n'être acquis que lors de l'ouverture de l'hôpital, mais leur fourniture fera l'objet d'un marché conditionnel passé dès le temps de paix avec un pharmacien ou commerçant habitant la localité) (art. 58, al. 5).					
Acide borique cristallisé	Kilo	2k »	3k »	4k »	
Acide tartrique purifié	—	2 »	3 »	4 »	
Alcool à 95°	—	5 »	10 »	15 »	
Teinture d'extrait d'opium	—	» 450	1 »	1 500	
Teinture de quinquina gris	—	1 »	2 »	3 »	
Alun pulvérisé	—	» 100	» 200	» 300	
Acétate ammoniaque liquide	—	» 200	» 400	» 600	
Analgésine. — Antipyrine	—	» 200	» 400	» 500	
Bismuth sous-azotate	—	1 »	1 500	2 »	
Caféine	—	» 050	» 100	» 150	
Caustique à l'azotate d'argent fondu (pierre infernale)	—	» 020	» 050	» 100	
Chloral	—	» 050	» 100	» 150	
Chloroforme anesthésique	—	1 »	2 »	3 »	
Cocaïne. — Chlorhydrate	—	» 010	» 020	» 040	
Sulfate de cuivre	—	10 »	20 »	30 »	
Ether éthylique pur	—	» 250	» 500	» 750	
Extrait d'opium	—	» 200	» 400	» 600	
Extrait de quinquina gris	—	» 500	1 »	1 500	
Glycérine officinale	—	» 500	1 »	1 500	
Glyzine	—	4 »	6 »	8 »	
Gomme du Sénégal	—	2 »	3 »	4 »	
Huile de ricin	—	» 200	» 400	» 600	
Iode sublimé	—	» 100	» 200	» 300	
Magnésie (sulfate)	—	2 »	4 »	6 »	
Mercure. — Sublimé corrosif	—	2 »	3 »	4 »	
Morphine. — Chlorhydrate	—	» 010	» 020	» 040	
Comprimés de quinine (chlorhydrate) de 0gr 25	—	» 020	» 040	» 060	
Potassium. — Bromure	—	» 100	» 200	» 300	
Potassium. — Chlorate de potasse	—	» 100	» 150	» 200	
Potassium. — Iodure de potassium	—	» 200	» 400	» 600	
Poudre d'ipécacuanha	—	» 100	» 200	» 300	
Poudre de rhubarbe	—	» 050	» 100	» 200	
Quinine. — Chlorhydrate basique	—	» 500	1 »	1 500	
Salol	—	» 100	» 200	» 300	
Sodium. — Bicarbonate de soude	—	» 200	» 400	» 600	
Sodium. — Borate de soude	—	» 100	» 200	» 300	

MATIÈRES ET OBJETS
...poraire du territoire

	de 201 à 300 malades	de 301 à 400 malades	de 401 à 500 malades	de 500 malades et au-dessus	OBSERVATIONS
	5k »	6k »	7k »	8k »	
	5 »	6 »	7 »	8 »	
	20 »	25 »	30 »	40 »	
	2 »	2 500	3 »	3 500	
	4 »	5 »	6 »	7 »	
	» 400	» 500	» 600	1 »	
	» 800	1 »	1 200	1 500	
	» 600	» 700	» 800	1 »	
	2 500	3 »	3 500	4 »	
	» 200	» 250	» 300	» 400	
	» 150	» 200	» 250	» 300	
	» 200	» 250	» 300	» 350	
	4 »	5 »	6 »	8 »	
	» 060	» 080	» 100	» 150	
	40 »	50 »	60 »	80 »	
	1 »	1 250	1 500	2 »	
	» 800	1 »	1 200	1 500	
	2 »	2 500	3 »	3 500	
	2 »	2 500	3 »	3 500	
	10 »	12 »	14 »	16 »	
	5 »	6 »	7 »	8 »	
	» 800	1 »	1 200	1 500	
	» 400	» 500	» 600	» 800	
	8 »	10 »	12 »	15 »	
	5 »	6 »	7 »	8 »	
	» 060	» 080	» 100	» 150	
	» 080	» 100	» 150	» 200	
	» 400	» 500	» 600	» 700	
	» 250	» 300	» 350	» 400	
	» 800	1 »	1 200	1 500	
	» 400	» 500	» 600	» 800	
	» 300	» 400	» 500	» 600	
	2 »	2 500	3 »	4 »	
	» 400	» 500	» 600	» 700	
	» 800	1 »	1 200	1 400	
	» 400	» 500	» 600	» 800	

DÉSIGNATION des matières et objets	UNITÉ réglementaire	QUANTITÉS DE MA[…] par hôpital tem[…]		
		de 20 à 50 malades	de 51 à 100 malades	de 101 à 200 malades
Sodium. — Salicylate de soude	Kilo	»k200	»k400	»k600
Thé	—	2 »	3 »	4 »
Vaseline blanche	—	2 »	3 »	4 »
Zinc. — Chlorure de zinc fondu . . .	—	» 100	» 200	» 300
Granule de digitaline amorphe. . . .	Nombre	50	100	150
Étiquettes pour les poisons.	—	20	40	60
Fioles à médecine, diverses	—	100	200	300
Papier à filtrer (la main).	—	2	3	4
Agitateur en verre.	—	3	4	5
Papier tournesol (la main).	—	2	3	4
OBJETS DE PANSEMENT ET ACCESSOIRES (Seront réellement acquis dès le temps de paix) (art. 58, al. 2).				
Bandage carré	—	5	10	15
Bandage de corps	—	5	10	15
Bandage en T.	—	5	10	15
Bandage triangulaire	—	5	10	15
Bandes roulées en coton, tissu fin, bichlorurées, diverses	—	100	200	300
Bandes en flanelle, diverses	—	20	30	40
Bandes en gaze à pansement apprêtée, diverses	—	400	600	800
Bandes en toile, diverses	—	50	100	200
Compresses en gaze à pansement, bichlorurées, diverses	—	20	30	40
Compresses en toile diverses.	—	100	200	300
Coton cardé supérieur (paquet de 500 grammes).	—	20	30	40
Coton hydrophile (paquet de 250 gr.) .	—	30	40	50
Crins de Florence purifiés (flacon de).	—	5	10	15
Draps en toile pour pansements, divers	—	5	5	10
Écharpes en toile, diverses.	—	10	20	30
Épingles à pansement	—	1.000	2.000	3.000
Épingles à sutures ordinaires.	—	50	100	150
Épingles de sûreté (boîte de 12) . . .	—	5	10	20
Fils d'argent, divers (rouleau de 0m 50).	—	3	5	6
Gaze à pansement apprêtée (paquet de 20 mètres)	—	2	4	6
Gaze non apprêtée (paquet de 5 mètres)	—	10	15	20
Soie tressée plate, pour ligatures ou sutures (Bobine de)	—	3	4	5
Seringue en verre pour injections (avec étui)	—	4	6	8
Ventouse en verre.	—	5	10	20

ATIÈRES ET OBJETS raire du territoire				OBSERVATIONS
de 201 à 300 malades	de 301 à 400 malades	de 401 à 500 malades	de 500 malades et au-dessus	
10	12	14	16	NOTA. — Le nombre de factures ou de relevés décomptés (modèles n°s 10 et 11 du volume 82ter) à mettre à la disposition des délégués régionaux sera déterminé par les directeurs de corps d'armée d'après les besoins présumés de trois mois.
2	3	3	3	
1	2	2	2	
1	2	2	2	
1	1	1	1	
300	400	500	600	
100	100	200	300	
1	1	1	1	
200	200	400	600	
20	20	30	40	
20	20	30	40	
1	1	1	1	
10	10	10	10	
1	1	1	1	
1	1	1	1	
400	500	600	700	
50	60	70	80	
50	60	70	80	
20	25	30	40	
2	2	2	2	
8	10	12	14	

ume 82ter.

Observations complémentaires.

Les quelques observations que nous avons ajoutées au tableau, jointes aux explications dont nous
l'avons fait précéder, nous permettent de ne re-
venir que sur quelques articles.

Instruments de chirurgie.

Le tableau dit bien que les hôpitaux doivent
posséder diverses boîtes de chirurgie; mais il omet
d'indiquer quel est le contenu de ces boîtes, cependant indispensable à connaître.

Nous le donnons donc ci-après :

TABLEAU

DÉNOMINATION des instruments et objets	QUANTITÉS	OBSERVATIONS
Boîte : Chirurgie générale.		
Aiguilles à ligature sur le plat de Cooper.	2	
Bistouris à lame fixe droits pointus . . .	3	Grand manche.
Bistouri à lame fixe droit mousse	1	Petit manche.
Boîte en maillechort, vide.	1	Moyenne.
Cisailles de Liston	2	1 coudée, 1 droite.
Ciseaux courbes sur le plat mousses (Paire de)	1	De 0m 17.
Ciseaux droits mousses (Paire de)	1	De 0m 17.
Couteaux à amputation	3	2 de 0m 115, 1 de 0m 160.
Dilatateur gouttière de Tripier	1	
Écarteurs doubles de Farabeuf (Paire d').	1	Sans griffes.
Gaine pour boîte d'instruments, moyenne.	1	
Pinces à dissection à griffes.	2	
Pince à griffes de Lucas Championnière pour attirer la langue.	1	
Rugine courbe de Farabeuf.	1	
Rugine à talon droit.	1	Tranchante, convexe.
Scie à amputation, grande	1	Avec une lame de rechange.
Sondes cannelées de Nélaton	2	
Stylet aiguille en argent	1	1 aiguille.
Boîte : Chirurgie générale complémentaire.		
Bistouris à lame fixe, droits pointus . . .	3	Grand manche.
Boîte en maillechort, vide.	1	Grande.
Ciseaux courbes sur le plat, mousses (Paire de)	1	De 0m 17.
Ciseaux droits mousses (Paire de)	1	De 0m 17.
Ciseaux Mac Even	2	Nos 1 et 3.
Couteaux à amputation.	3	2 de 0m 115, 1 de 0m 160.
Couteaux forts de Farabeuf.	2	
Curettes tranchantes de Wolkmann . . .	2	Nos 1 et 4.
Davier à résection de Farabeuf	1	
Écarteurs à 2 branches d'Ollier (Paire d').	1	
Gaine pour boîte d'instruments, grande .	1	
Gouge à main de Legonest	1	
Gouges ordinaires	2	1 de 10mm et 1 de 12mm.
Maillet en plomb.	1	
Pinces à dissection, moyennes à griffes .	2	
Pince-gouge à 2 tranchants.	1	
Pince de Liston	1	Droite.
Pince à séquestre.	1	Droite.
Scie à chaîne avec étau et crochet. . . .	1	
Scie à chaîne sans étau ni crochet. . . .	1	
Sondes cannelées de Nélaton en acier . .	2	

DÉNOMINATION des instruments et objets	QUANTITÉS	OBSERVATIONS
Boîte : Hémostase.		
Boîte en maillechort vide.	1	Grande.
Gaine pour boîte d'instruments, grande .	1	
Pinces hémostatiques à griffes, de Kocher.	30	De 0ᵐ 15.
Pinces hémostatiques à griffes, de Terrier.	60	
Pinces hémostatiques à griffes, de Doyen, servant de petites aiguilles	30	
Pinces longues à mors cintrés, de Doyen.	4	2 droites, 2 courbes.
Objets de consommation (¹).		
Soie tressée plate (Bobines de)	2	1 du n° 2, 1 du n° 4.
Boîte : Réunions et sutures.		
Aiguilles à suture à manche fixe de Doyen.	6	3 courbes et 3 1/2 courbes.
Aiguilles à suture à grande courbure . .	3	
Boîte en maillechort vide.	1	Moyenne.
Gaine pour boîte d'instruments, moyenne.	1	
Magasins pour agrafe à suture.	2	
Pinces pour poser les agrafes à suture . .	2	
Pinces pour enlever les agrafes à suture .	2	
Pinces porte-magasin.	2	
Objets de consommation (¹).		
Crin de Florence (Flacons de).	4	
Agrafes pour sutures de la peau.	1.000	
Fil d'argent (Rouleaux de 0ᵐ 50)	6	De 0,0005 et 0,0006.
Fil de bronze d'aluminium (Bobine de) .	1	Chaque bobine comprend 2 rouleaux de 0,0006 et de 0,0005.
Aiguilles à chas élastique.	120	60 droites grandes et 60 courbes petites.
Boîte : Aspirateur de Potain.		
Aiguilles.	4	
Trocarts.	3	
Mandrins	3	
Canules	3	
Corps de pompe pour aspirateur de Potain.	1	
Bouchon de rechange.	1	
Tube recouvert en laine verte.	1	
Tube avec index en verre.	1	
Fil métallique	1	
Robinet à 2 ajustages pour trocart. . . .	1	
Armature en métal à double courant à robinets	1	

(1) Voir aussi p. 46.

DÉNOMINATION des instruments et objets	QUANTITÉS	OBSERVATIONS
Boîte : Thermo-cautère.		
Couteau grand	1	
Couteau petit	1	
Rallonge pour thermo-cautère	1	
Pointe très fine	1	
Manche pour thermo-cautère	1	
Flacon d'essence minérale	1	
Soufflerie à double poire en caoutchouc	1	
Tube afférent en caoutchouc pour thermo-cautère	1	
Tube métallique à double courant, à robinet	1	
Lampe à essence minérale avec chalumeau	1	
Bouchon de rechange	1	
Boîte : Autopsies.		
Aiguilles à suture cadavérique	4	
Boîte en maillechort vide	1	
Ciseaux droits (Paire de)	1	Grands.
Ciseaux entérotomes (Paire de)	1	
Ciseaux rachitomes d'Amussat	1	
Costatomes pour autopsie	1	
Couteau court et fort pour autopsie	1	Convexe.
Érignes à chaîne	3	
Érigne double à manche	1	
Gaine pour boîte d'instruments	1	
Marteau en acier avec crochet	1	
Pinces à dissection, moyennes	2	1 à griffes.
Rugine à manche, plate	1	Convexe.
Scalpel fort	1	Droit.
Scalpels ordinaires	4	3 droits et 1 convexe.
Scie à dos mobile, moyenne	1	
Sonde cannelée en acier	1	A cul-de-sac perforé, moyen.
Stylet en acier	1	Aiguillé grand.

Matériel affecté à divers services spéciaux.

BRASSARDS ET INSIGNES

Les brassards de neutralité sont l'objet de dispositions particulières :

Pour être valables, ils doivent être revêtus, aux termes de l'article 9 du décret du 2 mai 1913 et de l'article 60 de l'Instruction, du cachet du ministre de la Guerre et d'une lettre spéciale à chaque société d'assistance. La lettre S est attribuée à la Société française de Secours aux blessés; la lettre F à l'Union des Femmes de France, et la lettre D à l'Association des Dames françaises (1).

Les brassards sont délivrés, contre remboursement, aux sociétés, par le Service de santé, revêtus des inscriptions réglementaires (art. 60, al. 6). Leur nombre doit être égal à celui du personnel, masculin ou féminin (2).

Pour se procurer les brassards, les comités s'a-

---

(1) Aux termes de l'article 65 ancien, les brassards devaient, en outre, porter le numéro de la région de corps d'armée ou des lettres spéciales pour les gouvernements militaires et la Tunisie, et un numéro d'ordre.

Une lettre ministérielle du 7 novembre 1911 avait d'ailleurs abrogé ces dispositions qui présentaient, semble-t-il pourtant, d'utiles garanties.

(2) D'après l'Instruction de 1899 (art. 65), seul le personnel masculin avait droit au brassard. Mais tout le personnel le portait dès avant l'Instruction de 1913, par application de la Convention de Genève du 6 juillet 1906.

dresseront au délégué régional. C'est lui qui rédigera la demande en triple expédition (art. 60, al. 7); cependant, le président (ou la présidente) du comité local doit également signer cette demande (voir le modèle n° 8 de l'Instruction de 1913). Le délégué recevra les brassards, les paiera et en réclamera le prix aux comités. C'est le ministère qui fixe ce prix, d'ailleurs minime (art. 60, al. 6, 7 et 8) et la société qui fournit les imprimés nécessaires pour la demande. En outre, aux termes des articles 10 du décret et 61 de l'Instruction, les comités doivent munir le personnel de leurs hôpitaux de l'insigne distinctif de leur société. C'est le siège central qui le leur fournira.

FANIONS ET LANTERNES

Les comités créant des hôpitaux devront se procurer, en outre, deux objets essentiels que la nouvelle Instruction ne mentionne pas : le fanion de la Convention de Genève et le fanion national, qui, aux termes de ladite Convention et aussi de l'article 11, alinéa 4, du décret du 26 avril 1910, portant règlement du Service de santé en campagne, doivent flotter sur toute formation sanitaire.

Nous conseillons même aux comités de s'en procurer autant d'exemplaires que leur hôpital possède de façades distinctes.

Ils feront bien, en outre, de se munir de lanternes,

l'une rouge, l'autre blanche qui, d'après l'alinéa 5 du même article, doivent, la nuit, s'ajouter aux fanions.

Nous relevons l'absence de ces objets dans la nomenclature, bien qu'ils ne soient pas prévus par les articles de l'Instruction, parce que ce sont les emblèmes mêmes de notre œuvre et sa sauvegarde.

Mais nous ne discuterons pas la suppression, dans l'Instruction nouvelle, de divers objets ou appareils prévus par l'Instruction de 1899, et dont certains paraissent cependant nécessaires (bassins de lit, par exemple, ou béquilles), non plus que la réduction de certaines quantités.

On comprendra que cela nous entraînerait un peu loin (1).

BAIGNOIRES DE CORPS

Mais d'autres objets, les baignoires de corps notamment, figurent bien dans l'article 58, alinéa 7, de l'Instruction et cependant ils ne sont pas mentionnés au tableau.

Suppose-t-on que ces baignoires doivent exister dans les lieux concédés? Il arrivera fréquemment qu'il n'en soit pas ainsi, et d'ailleurs, on a bien énoncé au tableau d'autres objets qui se trouveraient dans le même cas.

---

(1) Les comités verront, d'après les quelques exemples cités au texte, ainsi qu'à la lecture du tableau, que certaines adjonctions s'imposent.

Les a-t-on omises parce que l'article 58 précité dispose qu'elles pourront n'être constituées qu'à la mobilisation? Nous avons déjà dit, à propos de cet article, que d'autres objets, bénéficiant également de cette disposition, figurent néanmoins au tableau.

Du reste, l'annexe n° 3 ne devrait pas être un tableau du matériel nécessaire pour obtenir le classement d'un hôpital, mais « pour assurer le fonctionnement d'un hôpital »; son propre titre le proclame.

MATÉRIEL DE BUANDERIE

Nous faisons la même observation en ce qui concerne le matériel de buanderie.

Pour celui-ci, toutefois, il est inutile de s'en préoccuper, si l'on use de la faculté donnée, à ce sujet, par l'article 58, alinéa 7. Cet article autorise, en effet, la société à faire assurer le service du blanchissage par un entrepreneur de la localité. Si les comités emploient ce procédé, ils passeront avec cet entrepreneur un marché qui pourra être conforme au modèle n° 3 que nous donnons page 118.

Quel sera le plus sûr, le plus commode et le plus avantageux? On en décidera suivant les circonstances et les localités. Disons, à ce propos, que la question de savoir dans quelles conditions il pourra être pourvu, soit à l'intérieur de l'hôpital, soit au dehors, à ce service, est l'une de celles posées aux comités, en vertu de l'article 23 dont nous avons déjà parlé.

MATÉRIEL DE DÉSINFECTION

Des observations, absolument identiques aux précédentes, s'appliquent au matériel devant servir à la désinfection des effets des malades admis à l'hôpital.

Ni le tableau, ni même l'article 58, à la différence de ce qui y est prévu pour le blanchissage, ne font allusion à ce service.

Pourtant, il est nécessaire, puisque l'article 23 prescrit qu'on doit en étudier le fonctionnement et que le tableau des locaux (annexe n° 2) prévoit un local à ce destiné.

Matériel d'usage général.

APPAREILS DE CHAUFFAGE

Les observations, faites à propos des baignoires, s'appliquent également aux appareils de chauffage visés par le même article 58, alinéa 7.

Ils ne sont que bien incomplètement mentionnés au tableau, à moins de considérer que le seul d'entre eux qui soit nécessaire est le fourneau de cuisine.

Véhicules destinés au transport des malades.

L'Instruction n'oblige pas les sociétés à acquérir les voitures nécessaires au transport des malades de la gare à l'hôpital; mais l'article 62 dispose que ce transport est effectué à la diligence des sociétés d'assistance, et leur enjoint, si elles ne peuvent y parvenir par leurs propres moyens, c'est-à-dire si elles ne possèdent pas de voitures, ou n'ont pu s'en faire prêter, suivant promesse écrite, d'y pourvoir par un marché conditionnel. Nous indiquons, page 121 (mod. n° 4), comment ce marché pourrait être établi.

L'étude de cette question est d'ailleurs prescrite par l'article 23, aux termes duquel les sociétés doivent rechercher s'il y a dans la localité des voitures bien suspendues et suffisamment spacieuses, pour être affectées au service dont s'agit, si leurs propriétaires se chargeraient du transport et à quelles conditions (1).

---

(1) L'article 64 de l'ancienne Instruction disposait bien que les sociétés devaient fournir les voitures destinées à ce transport; mais ajoutait que, si elles ne pouvaient l'assurer avec leurs propres ressources, le directeur du Service de santé, avisé par le délégué régional, y pourvoirait, soit en réquisitionnant, soit en louant les voitures (évidemment aux frais de la société, bien que l'article 39, auquel renvoyait l'article 64, ne le dise pas).

En somme, il n'y a pas grand'chose de changé, car si les sociétés ne trouvent pas de voitures à louer, la possibilité de la réquisition

Détermination éventuelle du nombre de lits.

Ce n'est qu'après étude de ce que le comité peut trouver dans l'établissement concédé, de ce qu'il peut se procurer gratuitement et du prix du surplus, qu'il peut se rendre compte du nombre de lits qu'il doit prévoir, si ce comité, ayant déjà une certaine durée d'existence, n'a pas encore fait classer son hôpital, ou s'il reçoit un don important, ou encore s'il a son siège dans une très grande ville et a recueilli, presque instantanément, de très fortes ressources.

Mais pour tout autre comité, il ne peut être question que du classement pour le minirum de 20 lits, ainsi que nous l'avons dit au début de ce chapitre, et aussitôt que les ressources le permettent.

Prévision subsidiaire d'un classement en 2ᵉ série.

Dans le seul cas où le délai d'un an accordé pour faire classer l'hôpital n'aurait pas permis au comité de réunir les sommes suffisantes pour un classement en 1ʳᵉ série, il y aura lieu de demander le

---

existe toujours (art. 82 nouveau) ainsi qu'à la rigueur, le prêt de voitures par le Service de santé (art. 89).

La société fera bien, en tout cas, de se munir de brancardiers (voir ci-après, p. 83).

de 2 francs par lit et par jour, pendant deux mois (les salaires du personnel secondaire sont compris dans le prix de journée des malades). »

La somme considérée comme nécessaire est, en réalité, de 3 francs ; mais, aux termes de l'article 87, l'État alloue aux sociétés d'assistance une indemnité fixe de 1 franc par chaque journée de malade traité dans leurs hôpitaux (1).

Des acomptes mensuels peuvent même être versés sur les indemnités dues, pendant la période de fonctionnement de l'hôpital.

Ajoutons qu'aux frais nécessités par les travaux d'adaptation, il faut ajouter ceux à prévoir pour remise en état du local, dégradations (art. 97, 101) et désinfection (art. 99, al. 1 et al. *b*).

De même, il y a lieu de réserver, comme nous l'avons déjà dit, les fonds nécessaires à l'exécution des divers marchés auxquels ne fait pas allusion le n° 2 de l'article 59 : marchés pour le blanchissage, la désinfection des effets, le transport des malades, celui même du matériel, etc...

Enfin, il faut prévoir les fonds nécessaires pour l'inhumation et les obsèques des malades, qui pourraient décéder à l'hôpital (Décr. 2 mai 1913, art. 19).

---

(1) Cette allocation n'est pas due pour la journée de sortie, en cas de guérison ou d'évacuation, mais pour celle du décès (Décr. 2 mai 1913, art. 17).

Emploi des fonds réservés jusqu'à la mobilisation.

Mais que fera-t-on des sommes réservées, jusqu'au moment de leur emploi, c'est-à-dire jusqu'à la mobilisation (1) ?

La question est des plus délicates parce qu'il s'agit de concilier les deux points de vue suivants, qui sont à peu près inconciliables : 1º avoir de l'argent liquide au jour voulu, lequel est fort mal choisi pour cela; 2º faire produire jusque-là un intérêt convenable à cet argent.

Si le premier de ces points de vue était le seul, le mieux serait de réserver les fonds en numéraire, en or de préférence, et de les conserver, en lieu sûr, par exemple dans un coffre-fort loué à une banque.

Mais il est dur de perdre, durant une période de temps indéfinie, l'intérêt de sommes parfois considérables.

Et pourtant, acheter des valeurs de Bourse, c'est aller au-devant d'une liquidation désastreuse, à cause de la baisse qui se produirait à la mobilisation, et même avant.

Le comité qui aurait besoin de 20.000 francs, par exemple, pour son hôpital, les aurait réunis et

---

(1) Tout ce qui suit est écrit sous réserve éventuelle des statuts, règlements ou instructions propres à chacune des sociétés et auxquels leurs comités doivent, naturellement, obéissance.

aurait acheté pour 20.000 francs de valeurs les plus sûres, les réaliserait lentement et moyennant une somme évidemment moindre, en raison de cette baisse.

Et pourtant il lui faut retrouver ses 20.000 francs pour faire fonctionner son hôpital.

Pour obvier à cette difficulté, des sociétés ont obtenu de la Banque de France qu'elle leur prêterait de 75 à 80 % de la valeur des titres.

Ce système a le grand avantage d'éviter la perte définitive qui serait la conséquence de la vente de ces valeurs. Le comité en garde la propriété et elles remonteront après la guerre. Pourtant ce système n'est pas encore l'idéal, notamment parce que la Banque de France prêterait, non pas 80 % de la valeur des titres au moment où le comité les aurait achetés, mais bien 80 % de leur valeur au jour du prêt, c'est-à-dire au jour de la mobilisation. Comme les titres auraient fortement baissé, ainsi que nous l'avons dit plus haut, le comité ne trouverait tout de même pas la somme qu'il lui faudrait et qu'il aurait cru réserver en achetant ces titres.

Il devra donc, dans ce système, consacrer à l'acquisition de valeurs, pour son trésor de guerre, une somme largement supérieure à celle réglementairement nécessaire. Mais comment calculera-t-il cette majoration ? En tout cas le classement ou l'extension de son hôpital en souffriront.

Un autre système consiste à placer les fonds à la Caisse d'Épargne jusqu'à concurrence de 15.000 francs (maximum admis). L'intérêt de 3,50 % est fort convenable et de bien nombreux hôpitaux n'ont pas besoin de 15.000 francs comme fonds de réserve.

Au delà de 15.000 francs, on recourt à la Caisse des Dépôts et Consignations ou à des comptes courants dans de grandes banques. L'intérêt est évidemment très faible; mais en revanche, le comité peut avoir, au jour voulu, l'argent qu'il lui faut, sans immobiliser une somme supérieure.

Il lui est même loisible de faire le retrait des fonds, au cas où la situation internationale deviendrait tendue, et de les replacer ensuite, cette tension terminée.

Ainsi, il serait prêt à toute éventualité, autant qu'on peut l'être, en ne perdant d'intérêts que momentanément.

Prix de revient d'un hôpital.

Naturellement, les comités qui pourront constituer d'emblée un hôpital de plus de 20 lits (nous avons indiqué quels ils sont et combien exceptionnels) ne seront fixés sur le nombre de lits à proposer au ministère qu'après règlement de cette question des fonds.

Mais on a vu, par la lecture de tout ce qui précède, que, sauf en ce qui concerne les 2 francs à réserver par jour et par lit, la question des fonds est presque entièrement subordonnée à celle de la constitution du matériel.

Aussi, avant d'examiner ce qui touche au recrutement du personnel, donnons-nous ici le tableau du prix de revient d'un hôpital.

On se souviendra, toutefois, qu'aux termes de l'article 59, c'est sur les 2 francs, réservés par jour et par lit de malade, que devra être payé et entretenu le personnel secondaire. Si donc, les comités veulent ne pas réserver à cet effet des fonds supplémentaires, ils feront bien de ne pas exagérer le nombre du personnel rétribué.

D'autre part, comme il est impossible de déterminer d'avance la quantité et l'importance des objets que le comité sera parvenu à se faire donner ou prêter, comme, d'autre part, les prix fixés par les fournisseurs locaux pourront assez sensiblement différer, on ne peut pas fixer d'une façon absolue le prix de revient d'un hôpital.

Pourtant le tableau que nous reproduisons ci-dessous donne, croyons-nous, une juste moyenne (1).

____

(1) L'auteur de ce tableau est notre collègue M. l'officier d'administration principal Voizard, délégué régional de l'Union des Femmes de France pour le gouvernement militaire de Paris; nous tenons à le remercier ici de nous avoir communiqué le document plus complet dont celui-ci est extrait.

Les prix qui y sont portés sont ceux du ministère de la Guerre.

D'autre part, il ne fait pas état de ce qui, généralement, sera prêté aux comités, notamment du matériel, qui existe, le plus souvent, dans les locaux concédés : hôtels meublés, internats, etc...

TABLEAU

	20 LITS	50 LITS	100 LITS	200 LITS
	fr. c.	fr. c.	fr. c.	fr. c.
Instruments de chirurgie et matériel de pansement.	1.290 75	1.290 75	1.391 75	1.506 76
Objets de couchage, habillement . . .	543 »	1.384 80	2.799 »	5.588 »
Matériel affecté aux divers services spéciaux.	52 »	52 »	89 »	126 »
Matériel d'usage général	66 60	68 40	95 20	148 20
Objets de pansement et accessoires . .	278 25	278 25	447 30	641 10
Médicaments et accessoires de pharmacie.	236 25	236 25	433 36	629 22
Sommes mises en réserve à raison de 2 francs par jour en vue du traitement des blessés pendant deux mois.	2.400 »	6.000 »	12.000 »	24.000 »
Blanchissage et désinfection pendant deux mois.	360 »	900 »	1.800 »	3.600 »
TOTAL	5.226 85	10.210 45	19.055 61	36.289 28
Travaux d'adaptation . . . . Dépenses diverses sans affectation prévue ci-dessus ([1])	à ajouter suivant les cas.			

(1) Comparaison entre le prix de revient d'un hôpital du nouveau modèle et ceux des hôpitaux prévus par l'Instruction du 5 mai 1899.

Nombre de lits	Hôpital nouveau	Hôpitaux anciens	
		Hôpital général ou de blessés	Hôpital de malades
20 lits.	5.226[l] 85	7.622[f] »	4.683[f] »
50 —.	10.210 45	13.451 »	10.422 »
100 —.	19.055 61	24.613 »	20.257 »

Le prix d'un hôpital nouveau serait donc sensiblement égal à celui d'un ancien hôpital spécial aux malades et notablement inférieur à celui d'un hôpital général ou destiné aux blessés.

Les chiffres qui précèdent sont extraits du *Manuel de l'Infirmière-Hospitalière* publié par l'Union des Femmes de France.

CHAPITRE VI

PERSONNEL

———

Liste du personnel.

L'importance du personnel, naturellement variable suivant le nombre de lits prévu pour l'hôpital, est indiquée dans l'annexe n° 1 de l'Instruction du 21 mai 1913, ainsi conçue :

TABLEAU

| DÉSIGNATION DU PERSONNEL | | AFFECTATIONS DU PERSONNEL d'après l'importance des hôpitaux temporaires | | | | | | | | OBSERVATIONS |
| | | De 20 à 50 malades | | De 51 à 100 malades | | De 101 à 200 malades | De 201 à 300 malades | De 301 à 400 malades | De 401 à 500 malades | De 501 et au-dessus | |
		Hôpital fonctionnant isolément	Hôpital annexe	Hôpital fonctionnant isolément	Hôpital annexe						
Personnel supérieur.	Médecin chef	1	(1) 1	1	1	1	1	1	1	5	(1) Les fonctions de médecin chef d'un hôpital annexe de 25 à 50 malades pourront être remplies par un des médecins chargés du service médical de la garnison.
	Médecins traitants. . . .	»	»	1	»	1	2	3	4	5	
	Aides-médecins	»	»	»	»	suivant les ressources					
	Pharmaciens	»	»	»	»	1	1	2	2	3	
	Officier d'administration gestionnaire.	1	»	1	1	1	1	1	1	1	
	Officiers d'administration sous-ordre .	»	»	»	»	1	1	2	2	3	
Personnel secondaire.	Adjudant sous-officier ou sous-officier infirmier	»	(2) 1	»	»	»	»	»	»	»	(2) Gérant d'annexe.
	Infirmiers de visite	1	1	2	2	4	6	8	10	12	
	Infirmiers de salles	2	2	3	3	5	7	9	11	13	
	Infirmiers (cuisine et dépense) . . .	2	2	3	3	4	4	5	5	6	
	Infirmiers commis.	1	1	2	2	3	3	4	4	5	
	Infirmiers service général	2	2	4	4	5	6	7	8	10	

Cette énumération appelle les observations suivantes :

Fonctions dans le comité organisateur.

Il n'y a aucune obligation, pour les membres des conseils d'administration des comités organisateurs, d'occuper un poste dans les hôpitaux; mais il n'y a, non plus, aucune incompatibilité entre ces fonctions.

Sexe du personnel.

Chaque emploi peut être indifféremment tenu par un homme ou par une femme.

Nationalité et libération du service militaire.

Tout le personnel doit être de nationalité française (Décr. 2 mai 1913, art. 4). Il doit, en outre, n'être, en raison du sexe, de l'âge, ou de cas de réforme, astreint à aucune obligation militaire (Décr. 2 mai 1913, art. 4; Instr. 21 mai 1913, art. 38, al. 1).

Personnel militaire.

Toutefois, l'article 38 de l'Instruction dispose, par application de l'article 4 du décret du 2 mai 1913 :

« Les hommes appartenant à la réserve de l'armée territoriale, ceux classés dans le service auxiliaire et appartenant à l'armée territoriale ou à sa réserve, peuvent être mis à la disposition des sociétés d'assistance, dans la proportion d'un homme pour 10 lits d'hôpital, à la condition expresse que ces hommes soient attachés à des hôpitaux auxiliaires du territoire déjà classés en 1re ou en 2e série, ou, du moins, susceptibles d'obtenir ce classement, après affectation des hommes dont il s'agit.

« D'autre part, les hommes classés dans le service auxiliaire et pourvus des diplômes de docteur en médecine, de pharmacien de 1re classe ou de douze inscriptions valables pour le doctorat en médecine (1) peuvent être mis à la disposition des sociétés d'assistance, quelle que soit la classe de recrutement à laquelle ils appartiennent, sous la réserve qu'ils soient en surnombre des besoins des établissements du Service de santé et qu'ils soient, d'autre part, affectés à un hôpital auxiliaire classé en 1re ou 2e série (2). »

---

(1) L'ancienne Instruction (art. 56) prévoyait, en outre, les officiers de santé et les pharmaciens de 2e classe. Ils continuent, du reste, à figurer sur les états et situations annexés à la nouvelle Instruction. Le décret dit « pharmaciens diplômés ».

(2) Le nouvel article 38, alinéa 3, à la différence de l'ancien article 56 et de son propre alinéa 2, n'admet plus les affectations des militaires, pharmaciens ou étudiants, que si l'hôpital est déjà

Personnel supérieur et secondaire.

On a vu, par le tableau du personnel, que celui-ci se divise en personnel supérieur et en personnel secondaire.

Le premier correspond au personnel d'officiers des hôpitaux militaires, le second au personnel de sous-officiers, caporaux et soldats.

Nous n'avons pas l'intention d'étudier ici, en détail, chacune des fonctions énumérées dans l'annexe n° 1, puisque nous ne traitons pas du fonctionnement des hôpitaux ; mais nous croyons qu'en définissant sommairement le rôle de certains titulaires d'emploi, nous donnerons aux comités d'utiles éléments d'appréciation, pour se guider dans leurs choix.

---

classé en 1re ou en 2e série, et non plus, même s'il est susceptible de l'être, après cette affectation.

Cependant, si l'hôpital est déjà classé en 1re série, c'est qu'il a tout son personnel ; donc il n'a pas besoin des affectations susvisées. Il faudrait admettre que les personnes dont il s'agit seront en surnombre, ou nommées dans les hôpitaux de 1re série en remplacement de civils décédés ou démissionnaires. Peut-être, au surplus, n'y a-t-il là qu'un oubli.

Il y a lieu de noter enfin, à propos de l'article 38, alinéa 3, la suppression du dernier alinéa de l'ancien article 56, aux termes duquel les directeurs régionaux du Service de santé devaient communiquer aux délégués régionaux, qui en faisaient la demande, la liste des personnes, dont parle l'article 38, n'occupant pas d'emploi dans les cadres auxiliaires du Service de santé.

Mais, comme l'article 39 nouveau dispose que les désignations peuvent être faites d'office, on pourra toujours adresser des demandes, qui ne seront pas nominatives, au Service de santé.

Personnel supérieur.

MÉDECINS

Le « *médecin chef* » et les « *médecins traitants* » sont choisis parmi les docteurs en médecine.

Les fonctions d' « *aides-médecins* » sont remplies par des étudiants pourvus de douze inscriptions valables pour le doctorat en médecine. A défaut d'étudiants, des docteurs en médecine peuvent être attachés, en remplacement, aux hôpitaux auxiliaires du territoire. Ils ont le titre de « *médecins adjoints* » (1) (Décr. 2 mai 1913, art. 4 ; Instr. 21 mai 1913, art. 37).

MÉDECIN CHEF

Dans l'armée, la direction de l'hôpital appartient au médecin chef. Son autorité s'étend à toutes les parties du service. Il a, à l'égard du personnel placé sous ses ordres, les attributions et les devoirs généraux des chefs de corps.

Il doit exister une assimilation étroite entre les hôpitaux gérés par le Service de santé et ceux gérés par les sociétés d'assistance, puisque ces derniers

---

(1) Ce titre n'existait pas dans l'ancienne Instruction.

fonctionnent conformément aux prescriptions des règlements sur le Service de santé à l'intérieur ou en campagne, suivant les cas (art. 85). La direction et le commandement de l'hôpital appartiendront donc au médecin chef. Si son droit de commandement s'exerce dans les conditions qui lui seront dictées par son tact et sa discrétion, son autorité n'en doit pas être moindre. Elle découlera, d'ailleurs, de son expérience, de sa science professionnelle, de son caractère, de son âge.

Les comités le choisiront donc dans cet ordre d'idées. Nous verrons d'ailleurs ci-dessous que les désignations des médecins, médecin chef compris, doivent être approuvées par le ministre de la Guerre.

ADMINISTRATEUR ET COMPTABLES

Sans insister sur les fonctions des médecins traitants, placés à la tête d'une division de malades (1), ni sur celles de leurs aides, ni sur celles des phar-

---

(1) Sous le régime de l'ancienne Instruction, on faisait appel, suivant la destination des hôpitaux spéciaux, et dans la mesure des ressources en personnel, à des praticiens s'adonnant plus particulièrement à la médecine ou à la chirurgie. Dans le système actuel, on s'efforcera de s'assurer le concours des uns et des autres, puisqu'il n'existe plus qu'un type unique d'hôpital, recevant indifféremment malades et blessés. S'il n'y a qu'un médecin, on le choisira naturellement, de préférence, parmi ceux accoutumés à la fois à la médecine et à la chirurgie courante.

maciens (1), leurs rôles se concevant aisément, nous arrivons à celui de l' « *administrateur comptable* ». C'est ce titre, en effet, qui, dans les hôpitaux auxiliaires, remplace celui d' « *officier d'administration gestionnaire* » prévu par l'annexe n° 1, parce que cette annexe vise tous les hôpitaux temporaires, complémentaires et auxiliaires.

Ce titre d'administrateur comptable, ou « *administrateur* » (certaines sociétés en emploient d'autres, celui de directrice, par exemple), est indiqué par les articles 80, 97 et 98 de l'Instruction, et par les registres ou situations modèles n°s 1, 2 et 3 qui y sont annexées, comme il l'était par l'ancienne Instruction (2).

L'administrateur, comme l'officier d'administration gestionnaire des hôpitaux militaires, est chargé, sous l'autorité du médecin chef, du service administratif.

Il est responsable de la conservation du matériel, de la propreté générale. Il est comptable des deniers et des matières. Il établit toutes les écritures et fournit toutes les justifications.

Il remplit les fonctions de payeur.

Il a la haute main sur le personnel, le répartit,

-----

(1) Naturellement choisis parmi les pharmaciens de 1re ou de 2e classe (Décr. 2 mai 1913, art. 4).

(2) Certains documents anciens disaient aussi « premier comptable ».

conformément aux ordres du médecin chef, et, sous l'autorité de celui-ci, assure l'ordre et la discipline dans tout l'hôpital (1).

Lorsque nous parlons d'ordres et d'autorité, nous considérons, bien entendu, que le médecin chef tiendra compte de ce que l'administrateur (qui sera parfois une administratrice) est une personne dont le dévouement volontaire mérite tous les égards. Les ordres du médecin chef pourront donc être remplacés, dans la pratique, par une entente entre lui et l'administrateur. Pourtant, dans toute organisation, il faut un chef, ce chef c'est le médecin qui en porte le titre, et, en cas de conflit, l'administrateur ne devra pas le perdre de vue.

L'administrateur est aidé dans sa tâche par un ou plusieurs « *comptables* » qui remplissent les fonctions des « *officiers d'administration en sous-ordre* » prévus par l'annexe nº 1, et sont ainsi dénommés dans les documents que nous venons de citer à propos de l'administrateur.

Si les personnes pourvues, dans l'hôpital, d'une fonction d'ordre administratif, ne sont pas préparées à la remplir, par la profession qu'elles exercent en temps de paix, il sera bon d'organiser, pour elles, un enseignement spécial.

---

(1) Le tout, sous réserve des droits respectifs du commandement local, du chef du Service de santé et du délégué régional (Décr. 2 mai 1913, art. 8 et 15 ; Instr. 21 mai 1913, art. 85 et 93).

Personnel secondaire.

INFIRMIÈRES DE VISITE ET DE SALLE

Dans les hôpitaux militaires il est prévu un « *infirmier-major* », sous-officier ou caporal, placé dans chaque division de malades, sous les ordres immédiats du médecin traitant cette division.

Cet infirmier-major veille à l'exécution de tous les détails du service, pour la propreté, l'entretien, l'aération, le chauffage des salles, les soins à donner aux malades, les distributions de médicaments et d'aliments; il est responsable du matériel vis-à-vis du gestionnaire, assure le bon ordre, commande aux infirmiers attachés à son service.

Pendant la visite du médecin traitant, il fait tenir les cahiers de visite par un des « *infirmiers de visite* » chargés, en outre, des relevés journaliers de prescriptions, de la distribution des médicaments et aliments et de l'exécution des pansements simples.

L'ancienne Instruction avait institué, dans les hôpitaux auxiliaires, des infirmiers-majors, à raison d'un par division de blessés; d'autre part, elle avait prévu des « *infirmiers de salle* », à raison d'un par 10 lits, mais n'avait pas fait mention d'infirmiers de visite; leur service devait évidemment être assuré par l'infirmier-major aidé des infirmiers de salle.

La nouvelle Instruction, au contraire, restreint sensiblement le nombre des infirmiers de salle, ne mentionne pas les infirmiers-majors, et institue des infirmiers de visite en plus grand nombre, de façon générale, que les anciens infirmiers-majors.

Il y aura donc lieu de répartir, entre les « *infirmières de visite* » (car dans les hôpitaux auxiliaires ce seront des femmes qui occuperont cet emploi), les fonctions des infirmières-majors, auxquelles on conservera un titre illustré par les dames de la Croix-Rouge française au Maroc et ailleurs, et celles des infirmières de visite proprement dites (1).

En ce qui concerne leur instruction, les infirmières, qu'elles soient infirmières-majors, de visite, ou même de salle (2), doivent, en principe, être munies des diplômes exigés par la société qui les emploie, et délivrés par elle ou une autre société d'assistance.

Le comité devra donc, dès sa création, s'occuper d'organiser des cours, des stages dans un

---

(1) Il existait dans l'ancienne Instruction (au moins pour certains hôpitaux) des « *infirmiers pour la salle de chirurgie* » et « *pour la pharmacie* » qui sont supprimés ; ils deviennent évidemment « *infirmiers de visite* » ; mais il est nécessaire d'avoir dans les hôpitaux une infirmière au moins, particulièrement accoutumée à la chirurgie et une autre à la pharmacie.

(2) Car les infirmières de salle auront à aider les infirmières de visite, dans leurs fonctions diverses.

dispensaire et dans des hôpitaux, afin de se procurer du personnel.

Il pourra, du reste, avoir recours aux éléments locaux : religieuses faisant partie de congrégations hospitalières, ou infirmières de profession. Enfin, le siège central de la société pourra, provisoirement au moins, mettre à sa disposition un certain nombre de ses infirmières, si la pénurie de cette catégorie de personnel est le seul obstacle au classement en 1re ou en 2e série.

INFIRMIERS ATTACHÉS A DES SERVICES DIVERS

Le rôle des « *infirmiers commis (aux écritures)* » et des « *infirmiers pour la cuisine et la dépense* » se comprend sans explication.

Quant aux « *infirmiers pour le service général* », ils remplacent les « *infirmiers pour la lingerie-buanderie* », ceux « *pour la propreté et l'entretien* », le *concierge* » et le « *surveillant-vaguemestre* » (il aura rang d'infirmier-major), que prévoyait l'ancienne Instruction, et dont les titres divers déterminent bien les emplois entre lesquels on devra répartir les « infirmiers (ou infirmières) pour le service général ».

Hôpitaux annexes.

Enfin, si l'hôpital est pourvu d'une annexe (voir p. 13), un « *gérant d'annexe* » assiste l'administrateur, en ce qui concerne ladite annexe, mais, bien entendu, sous sa direction et sa responsabilité. Du reste, on l'a vu par le tableau annexe n° 1, dans les hôpitaux complémentaires de 50 lits et au-dessous, ce gérant n'est qu'un sous-officier, placé, en conséquence, dans le personnel secondaire (1).

Personnel non réglementaire.

Le nombre de personnes qui figurent sur le tableau n° 1 constitue un minimum.

Il faut tenir compte du caractère purement volontaire et bénévole des engagements recueillis, de l'absence de sanction à infliger aux défaillants, des occupations que certains titulaires d'emploi pourraient conserver, hors de l'hôpital, et à cause desquelles ils ne disposeraient pas de tout leur temps pour le service de la société.

Il n'y aura donc que des avantages à augmenter les quantités prévues au tableau, sauf, toutefois, et pour des raisons faciles à saisir, en ce qui concerne le personnel militaire et le personnel civil rétribué (voir p. 86).

D'autre part, en dehors des catégories de fonctionnaires énumérées au tableau, il pourra être fait appel à des personnes ayant des missions spéciales.

----

(1) C'est improprement qu'au cas contraire, l'annexe n° 1 le qualifie de gestionnaire.

MINISTRES DES CULTES

Les comités peuvent, s'ils le désirent, demander, dès le temps de paix, le concours d'un ministre de chacun des trois cultes autrefois reconnus par l'État (catholique, protestant et israélite). Il va sans dire, que dans les localités où l'une seulement ou deux de ces trois confessions sont pourvues d'un ministre, il n'est fait appel qu'à ceux ou celui-là.

Ces ministres des cultes exerceront, en principe, leurs fonctions dans les conditions prévues par les règlements sur le Service de santé (art. 85). Leur intervention est notamment prévue implicitement, en ce qui concerne les obsèques, par l'article 18 du décret du 2 mai 1913.

BRANCARDIERS

Les comités auront grande raison d'adjoindre au personnel secondaire un certain nombre de brancardiers, surtout si ce personnel est entièrement ou presque entièrement féminin.

Les brancardiers accompliront des travaux de force à l'hôpital et aideront à y transporter les blessés, depuis la gare où le Service de santé les amènera.

Personnel habituel de l'établissement concédé.

Il y aura tout intérêt à enrôler dans le personnel supérieur ou secondaire, suivant les cas, des personnes attachées, dès le temps de paix, à l'établissement concédé, directrices, économes, concierges, cuisiniers, etc..., ainsi que les propriétaires ou locataires des immeubles privés qui seraient promis.

Mode de désignation du personnel civil.

Le personnel civil est désigné par les comités, d'accord avec le délégué régional (1); toutefois, en ce qui concerne les médecins chef, traitants, adjoints et aides-médecins, l'article 37 de l'Instruction indique ce qui suit :

« La désignation de ces docteurs et étudiants en médecine doit être agréée par le ministre de la Guerre.

« A cet effet, des états de présentation sont établis par les délégués régionaux des sociétés d'assistance, conformément au modèle n° 6 de l'Instruction et adressés au directeur régional du Service de santé, qui les fait parvenir par la voie hiérarchique au ministre de la Guerre (7e division, Cabinet). »

----

(1) Cette entente se déduit de l'article 4 disposant que les comités organisent les hôpitaux « sous la direction du délégué régional ».

Les médecins et étudiants agréés reçoivent une lettre de service du ministre.

Mode de désignation du personnel militaire.

L'article 39 fixe comme suit le mode de désignation du personnel militaire mis à la disposition des sociétés, conformément à l'article 38 cité plus haut.

« Les personnels spécifiés aux deux alinéas de cet article (38) sont désignés, soit avec leur consentement, soit d'office, dans chaque région de corps d'armée (ou gouvernement militaire), sur la demande des délégués régionaux des sociétés d'assistance.

Ces demandes sont adressées, par les délégués régionaux, au directeur régional du Service de santé, qui les transmet, avec ses observations personnelles, au général commandant le corps d'armée (ou gouvernement militaire) qui statue.

« Il est fait emploi, pour l'établissement de ces demandes, de l'état modèle n° 5, annexé à l'Instruction du 21 mai 1913. Les colonnes n°s 1 à 7 ne seront remplies que, lorsque la société aura à formuler des demandes d'affectation nominatives, concernant des hommes encore liés au service militaire, mais acceptant d'être employés par les sociétés d'assistance. Une déclaration d'engagement est jointe, pour chacun d'eux, à l'état modèle n° 5.

« Pour le restant du personnel, le nombre d'hommes demandés sera seul inscrit dans la 8e colonne de l'état, en même temps que les indications relatives aux emplois qui leur sont destinés. »

Solde.

Le personnel supérieur civil n'est ni rétribué, ni nourri, ni logé, arg. *a contrario* de l'article 59-3º.

Le personnel secondaire *peut*, au contraire, être payé, en vertu de ladite disposition. C'est, nous l'avons dit plus haut (p. 30 et 63), sur les 2 francs prévus, par lit et par jour, que ce salaire doit être prélevé.

En ce qui concerne le personnel dégagé de toute obligation militaire, comme il peut toujours refuser son concours, son salaire sera discuté, avec chaque individu, par le comité organisateur, qui se préoccupera d'obtenir, autant que possible, des services gratuits. Le paiement ne devra être qu'exceptionnel, et restreint à quelques femmes ou hommes de peine affectés à la buanderie ou à la propreté. Nous avons exposé, page 67, les raisons de cette parcimonie.

Quant au personnel militaire, qu'il soit affecté à un emploi d'ordre supérieur ou secondaire, il doit être salarié, logé et nourri par la société, aux termes de l'article 92 de l'Instruction et ce, dans les mêmes conditions que les hommes des sections

territoriales d'infirmiers militaires (art. 90, al. 2).
Comme l'article 92 ne se réfère qu'à l'article 90,
2e alinéa et non à l'article 91, on peut en conclure
que les militaires, docteurs en médecine, pharmaciens de 1re classe et étudiants, ainsi que les
hommes chargés de fonctions administratives
(administrateurs ou comptables) ne touchent pas
l' « indemnité » spéciale prévue par cet article 91,
pour les hôpitaux complémentaires.

Insignes, brassards, cartes d'identité.

Tout le personnel est muni de l'insigne et du
brassard de neutralité dont il a été parlé page 54.

Il est également muni d'une carte d'identité
prévue par l'Instruction (art. 60, al. 9) et par
le décret du 2 mai 1913 (art. 9). Elle sera
fournie par le siège central de la société et
signée par le délégué régional qui la fera également signer par le directeur régional du Service
de santé.

Bien que cette pratique ne soit pas obligatoire,
cette carte sera, autant que possible, munie de la
photographie du titulaire. Elle ne lui sera remise,
comme le brassard, que la veille du jour fixé pour
l'ouverture de l'hôpital. Jusque-là ces deux objets
seront conservés par le président du comité local
(art. 60, al. final).

Engagement.

Tous les membres du personnel doivent signer un engagement prévu par l'article 44. Il sera fait sur papier libre et contresigné par le président du comité local et le délégué régional.

Il sera utilement rédigé conformément au modèle n° 6 reproduit page 125, et qui comporte toutes les indications nécessaires, tant pour l'établissement de la carte d'identité, que pour celui du journal de mobilisation dont il sera question ci-dessous.

Les déclarations d'engagement sont toujours révocables par l'intéressé, elles sont annulées par une contre-déclaration écrite et signée par lui (art. 44, al. final) (1).

Avis de convocation (Personnel civil).

Il y a lieu de prévoir des lettres de convocation pour le personnel dégagé de toute obligation militaire.

Ces lettres doivent être adressées à leurs titulaires dès le temps de paix, pour les hôpitaux classés en 1re et en 2e série. Elles sont établies

---

(1) L'ancien article 57, alinéa 2, admettait, au contraire, que la contre-déclaration pouvait ne porter que les signatures du délégué et du président.

conformément aux articles 40 et 42, c'est-à-dire qu'elles doivent contenir l'indication de la société, de l'hôpital (siège et numéro), et du jour où le titulaire de la lettre doit se trouver à l'hôpital.

Elles sont signées par le président du comité local et le délégué régional (art. 42). Elles pourront être rédigées conformément au modèle n° 7, qui est donné page 126.

Le jour qui doit être indiqué dans la lettre est le cinquième jour avant l'ouverture de l'hôpital, pour tout le personnel, sauf pour le médecin chef et l'administrateur. Ces deux personnes doivent arriver la veille du jour où doivent commencer les travaux d'adaptation (art. 43), c'est donc cette date qui sera indiquée dans la lettre (1) qui leur sera adressée.

Le jour auquel doivent commencer les travaux est fixé par le ministre, et notifié, par lui et par le directeur du Service de santé, aux autorités intéressées, s'il s'agit d'un établissement public (art. 22).

Le jour d'ouverture est fixé par le général commandant le corps d'armée (art. 67). Celui-ci le

---

(1) Aux termes de l'article 59 ancien, le personnel des hôpitaux de 1re série devait être rendu au lieu de destination, le deuxième jour de la mobilisation, sauf en ce qui concerne le médecin chef et l'administrateur qui devaient y arriver le premier.

Le personnel des hôpitaux de 2e série devait arriver le neuvième jour, le médecin chef et l'administrateur, le septième.

fait notifier au délégué régional, qui le porte à la connaissance du président du comité local.

Convocation du personnel militaire.

Quant au personnel militaire, c'est l'autorité militaire qui se charge de faire modifier le fascicule de mobilisation du livret militaire de chaque homme, de façon qu'il contienne les indications requises (art. 40, al. 1).

Rien de ce qui précède ne s'applique aux hôpitaux de 3e série (puisque leur personnel civil doit attendre dans ses foyers qu'on le convoque (art. 43, al. 1). D'autre part, aucun homme appartenant à l'armée ne peut leur être attaché (voir ci-dessus, p. 73).

CHAPITRE VII

ENVOI DE LA SITUATION MODÈLE Nº 3, VÉRIFICATIONS, CLASSEMENT, JOURNAL DE MOBILISATION

Classement en 1ʳᵉ série.

Tout le personnel, le matériel et les fonds étant réunis ou constitués, conformément aux indications qui précèdent, le comité fait parvenir au délégué régional les éléments nécessaires à la rédaction de la situation modèle nº 3, annexée à l'Instruction du 21 mai 1913.

Cette situation comporte l'indication, par catégorie, de ce qu'on a réuni. Mais il faut observer que, comme on s'est borné, pour donner le modèle de cette situation, à recopier l'ancien modèle nº 10 annexé à l'Instruction du 5 mai 1899, sans y apporter aucune modification, les diverses catégories d'objets qui y sont indiquées ne concordent pas avec le tableau nº 3 énumérant le matériel exigé par l'Instruction nouvelle du 21 mai 1913. Il faudra donc, en rédigeant cette situation, la corriger (à l'encre rouge) pour la mettre en harmonie avec les prescriptions nouvelles.

Le délégué régional se chargera de ce soin.

Le directeur régional du Service de santé, à qui le délégué a adressé cette situation signée par lui et par le président du comité organisateur, fait vérifier, avant de la contresigner, le nombre et la qualité des objets acquis, ainsi que l'existence des promesses écrites et des marchés éventuels relatifs au matériel à constituer à la mobilisation. Cette vérification est faite par le médecin militaire chargé de la préparation, dans la ville, des hôpitaux complémentaires du territoire (art. 21, al. 4) (1).

Il ne doit être procédé à la vérification du matériel promis sur déclarations écrites, que dans les cas où cette mesure paraîtrait justifiée par le nombre ou l'importance des objets ainsi constitués (art. 21, note 1).

Puis le directeur régional envoie le dossier au ministre qui prononce le classement en 1re série (2),

---

(1) Aux termes de l'article 54 de l'Instruction de 1899, la vérification était faite par une commission comprenant deux médecins et un officier d'administration du service des hôpitaux, au moins dans les villes de garnison qui possédaient le personnel nécessaire.

(2) Aux termes de l'article 54 ancien, c'était le directeur régional du Service de santé qui prononçait le classement.

Toutefois, l'intervention du ministre était nécessaire, puisque après entente, s'il y a lieu, avec son collègue du département intéressé (art. 22).

Le local est définitivement concédé (1), comme il a été dit ci-dessus, et l'hôpital reçoit un numéro d'ordre qui, dans chaque région de corps d'armée, fait partie d'une série allant, pour la Société de Secours aux blessés, de 1 à 100, pour l'Union des Femmes de France, de 101 à 200, pour l'Association des Dames françaises, de 201 à 300 (art. 21)(2).

---

c'était lui seul qui concédait le local (art. 48 ancien), au vu de la décision du directeur et de son rapport visé par l'article 47, ancien alinéa final.

(1) Nous parlons de concession « définitive », d'abord pour bien l'opposer à la concession « provisoire », ensuite parce que nous croyons cette expression exacte, pratiquement tout au moins.

Les articles 12 et 13 permettent bien, à la vérité, au Service de santé, de s'approprier (sauf approbation du ministre) des établissements déjà concédés aux sociétés d'assistance.

Mais c'est là, de toute évidence, une précaution de prudence et surtout théorique. Les bonnes dispositions du ministère et du Service de santé à l'égard des sociétes d'assistance sont si réelles et si naturelles à la fois, qu'il leur faudrait, pour user de leur droit et risquer ainsi de décourager les comités les plus respectueux des règlements et les plus méritants, des motifs si impérieux et si graves, qu'ils ne se rencontreront, espérons-le, jamais (voir toutefois, p. 108).

Dans le même ordre d'idée, la concession pourrait aussi être retirée, si des raisons d'ordre militaire, inexistantes au moment où elle a été accordée, venaient, par impossible, à apparaître.

(2) Seuls les hôpitaux classés en 1re ou en 2e série reçoivent un numéro (art. 56, al. final). Au contraire, d'après l'ancienne Instruction, les hôpitaux étaient tous numérotés sans distinction de série (art. 67).

C'était non pas le ministre, comme à présent, mais le directeur du Service de santé qui établissait ce numérotage, de concert avec le délégué régional (art. 67 ancien, alinéa final).

Classement en 2e série.

Répétons ici que, si le délai d'un an accordé pour le classement, à compter de la concession provisoire du local prévue par l'article 21, alinéa 2, est près d'expirer, et que le comité n'ait pas réuni tout le nécessaire, il devra demander le classement en 2e série, s'il a réuni moitié au moins de ce qu'il faut. La situation précitée (modèle n° 3) fera ressortir ce qu'il en est à ce sujet. Nous avons déjà donné les indications nécessaires sur ce point, au chapitre du matériel (voir p. 60).

3e série. — Prolongation du délai de concession provisoire.

Nous avons dit aussi que, si l'on a pas réuni la moitié des nécessaires, il faudra, quand même, produire la situation; elle fera ressortir ce qu'on possède et, ainsi, le ministre pourra prononcer la continuation de la concession provisoire pendant une année encore (art. 21, al. 2 et 6 combinés) (voir p. 9 et 23).

Journal de mobilisation.

L'Instruction du 21 mai 1913 prévoit, pour les hôpitaux auxiliaires, comme pour les hôpitaux complémentaires, un journal de mobilisation.

Ce qu'est le journal de mobilisation
(L'ancien modèle).

Ce journal, tel que l'Instruction du 5 mai 1899 en donne le modèle (n⁰ 14), est un véritable répertoire de tout ce que possède l'hôpital, comme personnel, matériel et fonds réservés, avec l'indication des divers modes de constitution du matériel et la prévision des divers services à assurer. Il comporte, en outre, la description de l'établissement concédé, celle dudit établissement modifié en vue du fonctionnement de l'hôpital (avec plan à l'appui), des renseignements sur les principales ressources de la localité, en ce qui concerne l'alimentation et le chauffage, l'indication des décisions officielles relatives à l'organisation, enfin des instructions règlementant l'ouverture de l'hôpital et les mesures préparatoires.

Une série de pièces, concernant ledit hôpital, y doit être annexée.

Les prescriptions de la nouvelle Instruction.

Il est facile de comprendre que les prescriptions nouvelles de l'Instruction de 1913 rendaient indispensable l'adjonction à celle-ci d'un nouveau modèle de journal.

Au lieu de cela, l'Instruction nouvelle s'est bornée à donner, sur la rédaction et la tenue du journal, les indications suivantes :

Nombre d'expéditions. — Signatures.
Personnes qualifiées pour détenir le journal.

« Art. 25. — *Hôpitaux auxiliaires.* — Les présidents (ou présidentes) des comités locaux des sociétés d'assistance établissent les journaux de mobilisation des hôpitaux auxiliaires du territoire.

« Les deux expéditions (1) de ce journal sont signées par le président (ou la présidente) du comité local et par le délégué régional de la société. Elles sont visées par le directeur régional du Service de santé et approuvées par le général commandant le corps d'armée (2).

« Elles sont conservées, une par le président (ou présidente) du comité local, l'autre par le directeur régional du Service de santé.

« Art. 28. — *Hôpitaux auxiliaires.* — Les sociétés d'assistance, en cas de départ, de démission, de décès des détenteurs des journaux de mobilisation des hôpitaux auxiliaires du territoire, assurent..... la remise de ces documents aux per-

---

(1) L'ancien article 69, d'ailleurs abrogé dès avant la publication de l'Instruction du 21 mai 1913, prescrivait quatre expéditions.

(2) Elles ne portaient pas autrefois, comme actuellement, la signature du général commandant le corps d'armée.

sonnes désignées pour les remplacer dans leurs
fonctions. »

Tenue à jour.

« ART. 26. — Chacun des exemplaires des journaux de mobilisation des hôpitaux temporaires
du territoire est rigoureusement tenu à jour..... pour
les hôpitaux auxiliaires, par le président (ou présidente) du comité local de la société d'assistance
qui en assume la charge.

« Les rectifications qui y sont apportées sont
communiquées au fur et à mesure, et dans le plus
bref délai, au directeur régional du Service de
santé, pour la mise à jour de l'expédition du journal
de mobilisation qu'il détient (1).

Visa annuel.

« ART. 64. — L'exemplaire du journal de mobilisation détenu par le président (ou présidente)
du comité local est visé, le 1er juin de chaque année,
par le directeur du Service de santé de la région
de corps d'armée (ou gouvernement militaire). Cet

---

(1) Ces communications doivent être faites par les présidents
au délégué régional, qui les transmet au directeur du Service de
santé.

D'après l'ancien article 69, alinéa 3, c'était semestriellement
seulement que les délégués régionaux signalaient les modifications
survenues.

exemplaire lui est adressé en même temps que la situation annuelle (mod. n° 4 annexé à l'Instruction du 21 mai 1913) des ressources en personnel, matériel et fonds de la société (1). »

Contenu du journal.

Quant à ce que doit contenir le journal, l'Instruction du 21 mai 1913 se borne à trois dispositions.

La première concerne le personnel, c'est l'article 41 ainsi conçu :

« Le journal de mobilisation reçoit toutes les indications relatives aux noms, professions et domiciles des personnels supérieur et subalterne affectés à l'hôpital auxiliaire et dégagée de toute obligation militaire.

« Ces mêmes indications sont mentionnées pour les médecins, pharmaciens et étudiants en médecine, appartenant au service auxiliaire et mis à la disposition de la société d'assistance, pour le fonctionnement de l'hôpital auxiliaire.

« L'état des hommes de troupe mis, dans les mêmes conditions, à la disposition de la société est simplement numérique (2). »

---

(1) L'article 70 ancien prévoyait que les expéditions du journal devaient recevoir ce visa en février.

(2) Il était, autrefois, nominatif.

La seconde disposition (art. 62, al. 2) exige qu'on inscrive au journal les mesures prises pour le transport des malades de la gare la plus proche à l'hôpital.

La troisième enfin (art. 63) décide que :

« Les pièces en vue de fixer les clauses de contrats ou de marchés conditionnels, les déclarations des personnes qui s'engagent à prendre du service à la mobilisation, dans les hôpitaux auxiliaires du territoire, ou à fournir à ce moment une partie du matériel nécessaire pour le fonctionnement de ces établissements sanitaires, sont annexées en original à l'exemplaire du journal destiné au président (ou présidente) du comité local. Une copie de ces divers documents certifiée conforme par le président (ou présidente) du comité local et par le délégué régional, est jointe à l'expédition du journal de mobilisation détenu par le directeur du Service de santé de la région de corps d'armée (ou du gouvernement militaire). »

Utilisation de l'ancien modèle.

Le moindre coup d'œil jeté sur l'ancien modèle de journal (n° 14), montrera combien ces dispositions sont insuffisantes et incomplètes. On peut s'en faire une idée par l'énumération susrelatée de ce que comporte ce modèle.

On s'en servira, cependant, provisoirement au

moins; on laissera subsister tout ce qui n'est pas contraire aux diverses prescriptions de la nouvelle Instruction; on rectifiera, d'après elles, ce qu'elle modifie ou abroge.

Disons, à titre d'indications générales, que toute la partie concernant la description de l'établissement concédé et celle de son aménagement en hôpital pourront demeurer telles qu'elles; on trouvera tous les éléments utiles dans le rapport du médecin visiteur (voir ci-dessus p. 19) (la direction ne le refusera pas au délégué régional); en ce qui concerne la distribution des locaux prévus pour le fonctionnement de l'hôpital, il pourra suffire de l'inscrire, à l'encre rouge, sur le plan.

Les divers tableaux concernant le mode de constitution du matériel, les prévisions relatives aux divers services à assurer, les fonds à réserver sont aussi utilisables sans modifications. Le comité les remplira facilement, possédant tous les éléments nécessaires, puisque son matériel et ses fonds sont constitués et qu'il a dû, d'autre part, entreprendre, en exécution de l'article 23, l'enquête lui permettant de répondre aux autres questions prévues par ces tableaux.

Il n'y aura rien à changer non plus au tableau indiquant en quoi consistent les ressources dont dispose la ville, au point de vue de l'alimentation et du chauffage et quel est le prix moyen des principales denrées.

C'est encore l'étude prescrite par l'article 23 qui permettra de dresser ce tableau, car nous l'avons déjà, tout au début, indiqué, sommairement il est vrai, cet article enjoint de rechercher si la ville dispose des ressources nécessaires à ces divers points de vue et dans quelles conditions. Le tableau du journal donne même une très utile énumération des denrées et objets dont parle, en bloc, l'article 23.

Quant aux tableaux donnant nomenclature du personnel et du matériel, le comité en possède les éléments; il rectifiera le libellé desdits tableaux, d'après les indications des annexes nos 1 et 2 de l'Instruction nouvelle et le prescrit de l'article 41 précité (voir p. 35, 71 et 98).

Pour les instructions concernant les mesures préparatoires à l'ouverture de l'hôpital, elles restent largement utilisables, sauf en ce qui concerne la division, par journées, du travail à effectuer; à ce dernier point de vue il n'y a qu'à attendre de nouvelles prescriptions qui ne manqueront pas d'être publiées, puisque l'article 83 dispose qu'on devra s'y conformer strictement de « façon à être prêts au jour fixé ».

Les seules indications que donne à ce sujet l'Instruction de 1913 sont les suivantes :

Après avoir exposé que :

« Dès le premier jour de la mobilisation, le directeur régional du Service de santé adresse des lettres, préparées dès le temps de paix, portant avis de l'état de guerre :

« .....4° Aux délégués régionaux des sociétés d'assistance accrédités auprès de lui »,
et que :

« Par ces lettres le directeur régional du Service de santé..... prie les délégués régionaux des sociétés d'assistance de faire hâter l'organisation des hôpitaux auxiliaires de façon que ceux-ci soient prêts à fonctionner à la date prévue au journal de mobilisation »,
l'article 70 ajoute :

« Les délégués régionaux des sociétés d'assistance transmettent sans délai l'invitation du directeur régional du Service de santé aux présidents des comités locaux qui ont pris la charge d'organiser des hôpitaux auxiliaires du territoire. Ceux-ci prennent leurs mesures en conséquence. »

Et l'article 80 dispose :

« Lorsqu'un hôpital auxiliaire du territoire est installé dans un établissement appartenant à l'État, au département ou à la commune, ou affecté à l'un de leurs services, le procès-verbal d'inventaire, dont il est question à l'article 75 de l'Instruction (1), est établi de concert entre le directeur, assisté de l'agent responsable de la garde

---

(1) Concernant l'état des locaux et du matériel de l'établissement.

du matériel (établissements appartenant à l'État, au département ou affectés à l'un de leurs services), ou le maire (ou son délégué), assisté, le cas échéant, du régisseur des dépenses responsable de la gestion en matières (établissements appartenant aux communes ou occupés par un de leurs services), et l'administrateur comptable de l'hôpital auxiliaire du territoire.

« Il est établi trois expéditions de ce procès-verbal, dont une est adressée au directeur régional du Service de santé ; la seconde est remise, suivant le cas, au directeur de l'établissement ou au maire de la ville, et la troisième est conservée par l'administrateur comptable de l'hôpital auxiliaire du territoire.

« Lorsque l'établissement occupé par un hôpital auxiliaire du territoire appartient à un particulier, la société d'assistance intéressée arrête, par entente amiable avec le propriétaire (ou le locataire) dudit établissement, les mesures à prendre en vue d'apprécier ultérieurement l'importance des détériorations subies par les locaux et les objets affectés au service des malades. En principe, un procès-verbal d'inventaire est également établi en triple expédition : l'une est destinée au délégué régional de la société, la seconde est remise au propriétaire ou locataire, la troisième enfin est conservée par l'administrateur comptable. »

Enfin l'article 81 se borne à rappeler que,

s'il y a des travaux d'adaptation à effectuer, la société doit les faire exécuter à ses frais, ce que nous avons déjà indiqué à diverses reprises, et, en principe, par un entrepreneur civil, avec qui il aura, à cet effet, passé un marché.

Terminons, en ce qui concerne le journal de mobilisation, en disant que le siège central des sociétés le fournira aux comités, et que nous leur recommandons vivement d'en tenir un exemplaire dès qu'ils auront obtenu la concession provisoire du local, au moins pour celles des énonciations qui ne paraissent pas devoir varier et qu'ils inscriront au fur et à mesure que cela leur sera possible.

CHAPITRE VIII

CHANGEMENT DE SÉRIE
OU AUGMENTATION DU NOMBRE DE LITS

—

Il suffit sur ce point de lire l'article 65 ainsi conçu :

« Lorsqu'un hôpital auxiliaire du territoire dispose des ressources nécessaires pour être classé dans une série supérieure ou pour accroître son nombre de lits, le directeur du Service de santé de la région de corps d'armée (ou gouvernement militaire) en est avisé par le délégué régional de la société d'assistance, qui lui fait parvenir en même temps une situation modèle n° 3 des ressources en personnel, matériel et fonds, réunies en vue de l'organisation et du fonctionnement de l'hôpital auxiliaire du territoire dont il s'agit.

« Après vérification, s'il y a lieu, le directeur du Service de santé transmet au ministre de la Guerre (7e direction, Cabinet) la demande de la société d'assistance, appuyée des pièces justificatives, et propose le classement de l'hôpital auxiliaire dans une série déterminée ou l'augmentation du nombre de lits (1).

« Le ministre prononce.

« Le comité local, qui a déjà pris la charge d'organiser un hôpital auxiliaire du territoire, ne peut obtenir l'autorisation d'en établir un second que dans le cas où le premier a été classé en 1re série » et, devrait-on ajouter, à moins d'exceptions justifiées, pour le maximum de lits qu'il peut contenir.

C'est, en résumé, la situation modèle n° 3 que l'on doit dresser et envoyer à nouveau.

---

(1) Les divers articles sont muets quant aux visas destinés à constater ce changement et qui, aux termes de l'article 70 ancien, alinéa 2, devaient figurer, en pareil cas, sur le journal.

CHAPITRE IX

SITUATION DES HOPITAUX CONSTITUÉS SOUS L'EMPIRE DE L'INSTRUCTION DU 5 MAI 1899

La note de la page 35 et le tableau de la page 69 indiquent, autant que cela est possible, la situation comparée dans laquelle se trouvent, au point de vue du matériel et des fonds, les hôpitaux classés ou organisés sous l'empire de l'ancienne Instruction, suivant la catégorie à laquelle ils appartenaient d'après leur destination (hôpitaux généraux ou spéciaux).

En ce qui concerne les comités qui ont organisé des hôpitaux généraux ou destinés aux seuls blessés, ils pourront, dans la mesure où ils n'estimeront pas les prévisions de la nouvelle Instruction inférieures aux besoins probables, profiter de cette situation pour augmenter leur nombre de lits, si leur hôpital est classé en 1re série, ou pour l'y faire classer, s'il l'est en 2e, ou pour le faire classer en 2e, s'il l'est en 3e ou en formation.

Nous ne croyons pas que le Service de santé puisse obliger les autres comités à compléter leur matériel; l'article 104 de l'Instruction de 1913 impose bien de se conformer aux nouvelles prescriptions en ce qui concerne les hôpitaux complémentaires, c'est-à-dire ceux qui sont gérés par le Service de santé; mais elle ne parle pas des hôpitaux auxiliaires. Nous ne saurions trop conseiller toutefois à ces comités de se placer sous le nouveau régime.

Quant au personnel il est sensiblement réduit.

Il conviendra de le maintenir en toute hypothèse et, sauf besoin urgent dans d'autres formations, tel qu'il est constitué et ce, pour les raisons déduites ci-dessus au chapitre du personnel.

En ce qui concerne les locaux des hôpitaux classés en 1re ou 2e série, les comités pourront avoir à redouter l'application des articles 12 et 13 précités p. 93, note 1 (permettant le retrait de la concession, pour affectation au Service de santé), s'il s'agit de pavillons ou salles d'hôpitaux ou hospices civils, dont l'article 18 n'admet plus, comme nous l'avons dit, l'attribution aux sociétés.

Quant aux comités qui possèdent des hôpitaux en formation ou classés en 3e série, aux termes de l'Instruction du 5 mai 1899, ils devront, pour se mettre dans une situation régulière, adresser au Service de santé, par l'intermédiaire du délégué régional, la demande en concession provisoire du local prévue par l'article 19 de l'Instruction nouvelle.

De cette façon le ministre leur concédera le local pour un an, conformément à l'article 21, alinéa 2, tandis que, dans leur situation actuelle, cette concession, toute provisoire il est vrai, n'existe même pas (art. 48 ancien).

CHAPITRE X

CONCLUSION

———

Nous nous sommes uniquement proposé de donner, dans ce travail, quelques conseils pour *organiser et faire classer un hôpital auxiliaire du territoire.*
Nous nous arrêtons donc ici sans examiner les dispositions de l'Instruction de 1913 prévoyant l'ouverture, le fonctionnement et la fermeture de l'hôpital. D'ailleurs chaque société d'assistance donne à ses comités, sur ces divers points, des instructions qui lui sont propres. Le mieux, pour eux, est de s'y reporter.

———

MODÈLES [1]

<hr>

(1) Ces modèles ne doivent pas être confondus avec les modèles officiels annexés à l'Instruction du 21 mai 1913 dont, cependant, la plupart sont inspirés.

Les formules employées pour leur rédaction n'ont rien de sacramentel et peuvent, en conséquence, être modifiées suivant les circonstances, pourvu qu'elles demeurent en conformité avec les prescriptions de l'Instruction et, pour les marchés, avec celles du Droit français. On pourra notamment, dans les marchés, supprimer les parties des articles finaux relatives à la faillite ou à la liquidation judiciaire des entrepreneurs, si elles heurtent leurs susceptibilités.

Si l'hôpital n'est pas encore classé, lors de la conclusion des marchés, il y aura lieu de stipuler qu'ils n'auront effet que sous réserve de ce classement. L'entrepreneur recevra avis du classement et devra accuser réception de l'avis.

e RÉGION
DE CORPS D'ARMÉE
—
VILLE
d (1)

(1) Indiquer la ville où l'hôpital auxiliaire du territoire doit être établi.
(2) Désigner la société.
(3) Indiquer le numéro attribué par le ministre de la Guerre si l'hôpital est classé en première ou deuxième série.

SOCIÉTÉS D'ASSISTANCE
AUX BLESSÉS ET MALADES
DES ARMÉES DE TERRE ET DE MER
—

(2)
—

Hôpital auxiliaire du territoire n°   (3)

MODÈLE N° I
—
Art. 51 de l'Instruction du 21 mai 1913

EXÉCUTION DES TRAVAUX D'ADAPTATION DES LOCAUX

MARCHÉ CONDITIONNEL

valable pour le cas de mobilisation générale seulement et concernant l'entreprise de travaux d'adaptation à exécuter dans la ville de

Entre M.   , demeurant à   ,
département d   , rue   , n°   ,
agissant en qualité de président du comité de   ,
de   (2) ;

Et M.   , demeurant à   ,
et faisant élection de domicile pour l'exécution du présent marché
à

Il a été convenu ce qui suit :

ARTICLE 1

M.   s'engage
à exécuter, en cas de mobilisation générale et sans autre avis préalable que la publication officielle de l'ordre de mobilisation, dans les bâtiments mis temporairement à la disposition du comité par   , les travaux d'adaptation indiqués sur le devis ci-après :

. . . .

Article 2

Les travaux d'adaptation qui font l'objet du présent marché seront exécutés à partir du   ᵉ jour de la mobilisation (ce jour sera porté à la connaissance de l'entrepreneur par le comité), et devront être complètement achevés dans le délai de   jours.

Article 3

Si l'entrepreneur n'exécute pas les travaux dans les délais qui lui sont impartis et dans les conditions prévues par le présent marché, le comité aura la faculté de faire exécuter, aux risques et périls de l'adjudicataire et sans mise en demeure préalable, les travaux qui resteraient en souffrance.

Article 4

La somme de (1)   , représentant la valeur des travaux d'adaptation effectués, sera payée à l'entrepreneur dans le délai d   à compter du jour de la production de ses titres de créance.

Article 5

Les titres de créance devront être produits dans un délai de après l'exécution des travaux.

Article 6

Le présent marché sera valable pendant cinq ans à dater du jour de sa conclusion.

Il sera renouvelé par tacite reconduction, avec faculté pour chacune des parties contractantes de résilier en prévenant six mois avant l'expiration de la période quinquennale.

Ce marché ne pourra être cédé à un tiers que d'un commun accord.

En cas de faillite ou de décès du titulaire, il sera résilié de plein

---

(1) En toutes lettres.

droit, sauf le cas où les ayants cause ou les héritiers, demandant d'en continuer l'exécution, y seront autorisés par le comité.

En cas de liquidation judiciaire, le marché se poursuit si le titulaire a été autorisé par le tribunal à continuer l'exploitation de son commerce; dans le cas contraire, il est procédé comme pour la faillite.

Le comité se réserve le droit :

1º De résilier le présent marché à toute époque, en cas de modification dans l'organisation des hôpitaux auxiliaires;

2º De proroger de plein droit de six mois la durée de la période de validité ou de renouvellement en cours, si la mobilisation survient dans les six derniers mois de cette période.

Fait en double à   , le

    Lu et approuvé (1) :

      L'Entrepreneur,

                    Lu et approuvé (1) :

                  Le Président du comité de   ,

---

(1) De la main du signataire.

e RÉGION
DE CORPS D'ARMÉE
—
VILLE
d (1)

(1) Indiquer la ville où
l'hôpital auxiliaire du
territoire doit être établi.
(2) Désigner la société.
(3) Indiquer le numéro
attribué par le ministre
de la Guerre si l'hôpital
est classé en première ou
deuxième série.

SOCIÉTÉS D'ASSISTANCE

AUX BLESSÉS ET MALADES
DES ARMÉES DE TERRE ET DE MER

(2)

Hôpital auxiliaire du territoire n°   (3)

MODÈLE N° 2
—
Art. 51 de l'Instruc-
tion du 21 mai 1913

FOURNITURES DES EFFETS D'HABILLEMENT ET DES MÉDICAMENTS

MARCHÉ CONDITIONNEL

valable pour le cas de mobilisation générale seulement et concer-
nant (4)
à exécuter dans la ville de

Entre M.   , demeurant à   ,
département d   ., rue   , n°   ;
agissant en qualité de président du comité de   ,
de   (2);
Et M.   , demeurant à   ,
et faisant élection de domicile pour l'exécution du présent marché
à
Il a été convenu ce qui suit :

ARTICLE 1

M.   s'engage à fournir au comité, en cas
de mobilisation générale et sans autre avis préalable que la publication officielle de l'ordre de mobilisation (5)

(4) La fourniture d'effets d'habillement ou la fourniture des médicaments.
(5) Les quantités d'effets (ou les quantités de médicaments).

nécessaires pour l'hôpital auxiliaire du territoire n°   de la ville de   , aux prix indiqués ci-après (1) :

DÉSIGNATION des effets, objets ou médicaments	UNITÉ réglementaire	PRIX de l'unité (a)	QUANTITÉ à fournir	DÉCOMPTE	OBSERVATIONS

(a) Ce tableau peut être supprimé dans le cas où le fournisseur s'engage à fournir tous les médicaments aux prix ministériels ; en outre, bien que les prix de la nomenclature correspondent sensiblement aux prix du commerce, le fournisseur peut indiquer pour certains articles un prix de livraison correspondant aux prix de la nomenclature, augmentés ou diminués comme suit :

$$\text{Prix de la nomenclature au moment de la mise à exécution du contrat.} \left\{ \begin{array}{l} \text{augmenté} \\ \text{ou diminué} \end{array} \right\} \text{de } 1/10^e, 1/20^e\ldots$$

La rédaction suivante peut également être acceptée : « M.   s'engage à fournir les objets (ou les médicaments) prévus par l'Instruction du 21 mai 1913 pour un hôpital de x lits, ou les objets (ou médicaments) ci-après désignés aux prix fixés par la nomenclature du Service de santé au moment de la mise à exécution du marché. Dans le cas de variations sensibles dans les cours, du fait de la guerre, M.   sera admis à réclamer au comité le paiement d'une indemnité équitable. »

ARTICLE 2 (2)

Les effets seront du modèle adopté par le Service de santé militaire ou d'un modèle s'en rapprochant le plus possible. Ils devront réunir les conditions générales des effets de la Guerre au point de vue du mode de confection et de la qualité des matières premières employées.

ARTICLE 3

Les fournitures qui font l'objet du présent marché seront livrées le   e jour de la mobilisation. Ce jour sera porté à la connaissance du fournisseur par le comité.

Si l'entrepreneur n'assure pas les fournitures dans les délais qui lui sont impartis et dans les conditions prévues par le présent

---

(1) Le tableau des effets ou des médicaments à fournir doit figurer à la suite de l'article 1, sans utiliser ni rallonge, ni feuille volante.

(2) Ne concerne que la fourniture des effets d'habillement.

marché, le comité, ou l'administration de l'hôpital, auront la faculté de faire effectuer, aux risques et périls de l'adjudicataire et sans mise en demeure préalable, les fournitures dont il s'agit.

ARTICLE 4

Le montant de la valeur des fournitures effectuées sera payé au fournisseur dans le délai d   à compter du jour de la production des titres de créance, laquelle aura lieu
après la réception des fournitures.

ARTICLE 5

Le présent marché sera valable pendant cinq ans à dater du jour de sa conclusion.

Il sera renouvelé par tacite reconduction, avec faculté, pour chacune des parties contractantes, de résilier en prévenant six mois avant l'expiration de la période quinquennale.

Ce marché ne pourra être cédé à un tiers sans l'autorisation du comité.

En cas de faillite ou de décès du titulaire, il sera résilié de plein droit, sauf le cas où les ayants cause ou les héritiers, demandant d'en continuer l'exécution, y seront autorisés par le comité.

En cas de liquidation judiciaire, le marché se poursuit si le titulaire a été autorisé par le tribunal à continuer l'exploitation de son commerce; dans le cas contraire, il est procédé comme pour la faillite.

Le comité se réserve le droit :

1º De résilier le présent marché à toute époque, en cas de modification dans l'organisation des hôpitaux temporaires;

2º De proroger de plein droit de six mois la durée de la période de validité ou de renouvellement en cours, si la mobilisation survient dans les six derniers mois de cette période.

Fait en double à   , le

Lu et approuvé (1) :

    L'Entrepreneur,

                     Lu et approuvé (1) :

                 Le Président du comité de   ,

---

(1) De la main du signataire.

RÉGION
DE CORPS D'ARMÉE
—
VILLE
d (1)

(1) Indiquer la ville où l'hôpital auxiliaire du territoire doit être établi.
(2) Désigner la société.
(3) Indiquer le numéro attribué par le ministre de la Guerre si l'hôpital est classé en première ou deuxième série.

SOCIÉTÉS D'ASSISTANCE

AUX BLESSÉS ET MALADES
DES ARMÉES DE TERRE ET DE MER

(2)

—

Hôpital auxiliaire du territoire nº (3)

MODÈLE Nº 3
—
Art. 51 de l'Instruction du 21 mai 1913

BLANCHISSAGE DES EFFETS ET DU LINGE

MARCHÉ CONDITIONNEL

valable pour le cas de mobilisation générale seulement et concernant le service du blanchissage à exécuter dans la ville de

Entre M.   , demeurant à   ,
département d   , rue   , nº   ,
agissant en qualité de président du comité de   ,
de   (2);

Et M.   , demeurant à   ,
et faisant élection de domicile pour l'exécution du présent marché
à

Il a été convenu ce qui suit :

ARTICLE 1

M.   s'engage à effectuer pour le comité
de   , en cas de mobilisation, et sans autre avis
préalable que la publication officielle de l'ordre de mobilisation, le
blanchissage du linge et des effets de l'hôpital auxiliaire nº
de   , au prix de (4).

(4) Prix par kilogramme de linge blanchi suivant les usages locaux.

Le transport du linge et des effets de l'hôpital auxiliaire de
à la blanchisserie de l'entrepreneur sera effectué aux risques et
périls du titulaire du marché.

Les effets seront livrés une fois par semaine et réintégrés blanchis
dans le délai de huit jours.

Les effets blanchis seront rendus très propres, bien secs et
exempts de taches, sauf celles reconnues par l'administration de
l'hôpital.

Le linge à pansement ne devra pas se trouver en contact avec
les autres effets; il sera coulé à part.

Les effets en laine ou en drap devront faire l'objet d'un blanchissage spécial, de manière à éviter le rétrécissement prématuré de
ces effets.

Les pertes d'effets provenant du fait de l'entrepreneur seront à
sa charge.

Tout procédé de blanchissage de nature à détruire les tissus ou
à nuire à la solidité du linge est formellement interdit.

L'administration de l'hôpital aura le droit incessant de con-
trôler et de surveiller dans la blanchisserie de l'entrepreneur les
moyens d'exécution employés.

Pour la garantie des effets confiés à l'entrepreneur, celui-ci sera
tenu, au moment de l'exécution de son marché, de verser à la
Caisse des Dépôts et Consignations un cautionnement en numéraire de (1)

ARTICLE 2

Le service du blanchissage qui fait l'objet du présent marché
sera exécuté au fur et à mesure des besoins, à partir du jour de
l'ouverture de l'hôpital jusqu'à sa fermeture. Le jour de l'ouverture sera porté à la connaissance de l'entrepreneur par le comité.

ARTICLE 3

Lorsque l'entrepreneur n'exécutera pas son service dans les délais qui lui sont impartis et dans les conditions prévues par le
présent marché, le comité, ou l'administration de l'hôpital, auront
la faculté, pour assurer le service, de faire procéder sur place,
aux risques et périls de l'adjudicataire, et sans mise en demeure
préalable, au blanchissage du linge qui resterait en souffrance.

---

(1) Cautionnement à fixer au 1/5 environ de la valeur des effets cal-
culée sur la moyenne des quantités de linge à mettre au blanchissage.

ARTICLE 4

Le montant de la valeur du blanchissage effectué sera payé à l'entrepreneur, dans le délai d   à compter du jour de la production des titres de créance, laquelle aura lieu jours après l'expiration du trimestre pendant lequel la fourniture aura été faite.

ARTICLE 5

Le présent marché sera valable pendant cinq ans à dater du jour de sa conclusion.

Il sera renouvelé par tacite reconduction, avec faculté, pour chacune des parties contractantes, de résilier en prévenant six mois avant l'expiration de la période quinquennale.

Ce marché ne pourra être cédé à un tiers sans l'autorisation du comité.

En cas de faillite ou de décès du titulaire, il sera résilié de plein droit, sauf le cas où les ayants cause ou les héritiers, demandant d'en continuer l'exécution, y seront autorisés par le comité.

En cas de liquidation judiciaire, le marché se poursuit si le titulaire a été autorisé par le tribunal à continuer l'exploitation de son commerce; dans le cas contraire, il est procédé comme pour la faillite.

Le comité se réserve le droit :

1° De résilier le présent marché à toute époque, en cas de modification dans l'organisation des hôpitaux temporaires;

2° De proroger de plein droit de six mois la durée de la période de validité ou de renouvellement en cours, si la mobilisation survient dans les six derniers mois de cette période.

Fait en double à   , le

Lu et approuvé (**1**) :
L'Entrepreneur,

Lu et approuvé (**1**) :
Le Président du comité de   ,

---

(1) De la main du signataire.

SOCIÉTÉS D'ASSISTANCE

AUX BLESSÉS ET MALADES
DES ARMÉES DE TERRE ET DE MER

Modèle N° 4
—
Art. 51 de l'Instruction du 21 mai 1913

e RÉGION
DE CORPS D'ARMÉE
—
VILLE
d (1)

(1) Indiquer la ville où l'hôpital auxiliaire du territoire doit être établi.
(2) Désigner la société.
(3) Indiquer le numéro attribué par le ministre de la Guerre si l'hôpital est classé en première ou deuxième série.

(2)
—

Hôpital auxiliaire du territoire n°   (3)

TRANSPORT DES MALADES (4)

MARCHÉ CONDITIONNEL

valable pour le cas de mobilisation générale seulement et concernant le transport (4)   *à exécuter dans la ville de*

Entre M.   , demeurant à   ,
département d   , rue   , n°   ,
agissant en qualité de président du comité de   ,
de   (2);

Et M.   , demeurant à   ,
et faisant élection de domicile pour l'exécution du présent marché
à

Il a été convenu ce qui suit :

ARTICLE 1

M.   s'engage à effectuer pour le comité
en cas de mobilisation générale, et sans autre avis préalable que
la publication officielle de l'ordre de mobilisation, le transport (4)   de la gare de   à l'hôpital

(4) Des malades ou du matériel.

auxiliaire nº   de   au prix de
par malade assis et   par malade couché.

Le transport devra être effectué dès l'arrivée en gare des malades. L'adjudicataire sera avisé, par les soins de l'établissement, de l'heure d'arrivée et du nombre de malades à transporter. Cet avis devra lui parvenir au plus tard   heures avant l'arrivée du train en gare.

ARTICLE 2

Les transports qui font l'objet du présent marché seront exécutés au fur et à mesure des besoins, à partir du jour de l'ouverture de l'hôpital jusqu'à sa fermeture. Le jour de l'ouverture sera porté à la connaissance de l'entrepreneur par le comité.

ARTICLE 3

Lorsque l'entrepreneur n'exécutera pas son service dans les délais qui lui sont impartis et dans les conditions prévues par le présent marché, le comité, ou l'administration de l'hôpital, auront la faculté, pour assurer le service, de faire procéder sur place, aux risques et périls de l'adjudicataire et sans mise en demeure préalable, au transport des malades qui ne pourrait être effectué par l'entrepreneur.

ARTICLE 4

Le montant de la valeur des transports effectués sera payé à l'entrepreneur, dans le délai d   à compter de la production des titres de créance, laquelle aura lieu   jours après l'expiration du trimestre pendant lequel le transport aura été fait.

ARTICLE 5

Le présent marché sera valable pendant cinq ans à dater du jour de sa conclusion.

Il sera renouvelé par tacite reconduction, avec faculté, pour chacune des parties contractantes, de résilier en prévenant six mois avant l'expiration de la période quinquennale.

Ce marché ne pourra être cédé à un tiers sans l'autorisation du comité.

En cas de faillite ou de décès du titulaire, il sera résilié de plein droit, sauf le cas où les ayants cause ou les héritiers, demandant d'en continuer l'exécution, y seront autorisés par le comité.

En cas de liquidation judiciaire, le marché se poursuit si le titulaire a été autorisé par le tribunal à continuer l'exploitation de son commerce; dans le cas contraire, il est procédé comme pour la faillite.

Le comité se réserve le droit :

1° De résilier le présent marché à toute époque, en cas de modification dans l'organisation des hôpitaux temporaires;

2° De proroger de plein droit de six mois la durée de la période de validité ou de renouvellement en cours, si la mobilisation survient dans les six derniers mois de cette période.

Fait en double à   , le

Lu et approuvé (1) :

   L'Entrepreneur,

                Lu et approuvé (1) :

              Le Président du comité de   ,

---

(1) De la main du signataire.

e RÉGION

DE CORPS D'ARMÉE

—

VILLE

d (1)

(1) Indiquer la ville où l'hôpital auxiliaire du territoire doit être établi.
(2) Désigner la société.
(3) Indiquer le numéro attribué par le ministre de la Guerre si l'hôpital est classé en première ou deuxième série.

SOCIÉTÉS D'ASSISTANCE

AUX BLESSÉS ET MALADES
DES ARMÉES DE TERRE ET DE MER

—

(2)

—

Hôpital auxiliaire du territoire nº   (3)

—

MODÈLE Nº 5

—

Art. 51 de l'Instruction du 21 mai 1913

PROMESSE DE MATÉRIEL

M.   , demeurant à   , département d   , rue   , nº   , s'engage à mettre gratuitement et à titre de prêt, à la disposition du comité de (1)   , pour son hôpital auxiliaire du territoire nº   (3), les objets ci-après désignés :

Ces objets seront pris à partir du   e jour de la mobilisation, à   (4) par les soins dudit comité, représenté par ses mandataires réguliers, ou transportés à   (5) par les soins du soussigné.

Ils devront être restitués, en bon état, par ledit comité,   mois (ou jours) après la fermeture de l'hôpital, régulièrement prononcée par les autorités compétentes.

Fait à   , le

(*Signature.*)

(4) Indiquer le local (rue et numéro) où se trouveront les objets promis.
(5) Indiquer le siège de l'hôpital auxiliaire (rue et numéro).

ᵉ RÉGION

DE CORPS D'ARMÉE

—

VILLE

d (1)

(1) Indiquer la ville où l'hôpital auxiliaire du territoire doit être établi.
(2) Désigner la société.
(3) Indiquer le numéro lorsque le ministre l'a attribué.

SOCIÉTÉS D'ASSISTANCE

AUX BLESSÉS ET MALADES
DES ARMÉES DE TERRE ET DE MER

(2)

—

Hôpital auxiliaire du territoire nᵒ   (3)

MODÈLE Nᵒ 6

—

Art. 44 de l'Instruction du 21 mai 1913

ENGAGEMENT

—

Le soussigné (4)
né à (5)   le (6)   ,
classe (7)   , subdivision de région (7)   .
Nᵒ du registre matricule (7)   , profession   ,
demeurant à (8)   , département d   ,
rue   , nᵒ , déclare s'engager en qualité
de   , à l'hôpital auxiliaire du territoire
nᵒ (3)   , à (1)
    Fait à   le

(*Signature*)

Pour { original (9)
{ copie

Le Président du comité local,   *Le Délégué régional,*

———

(4) Nom et prénoms.
(5) Lieu de naissance.
(6) Date de naissance.
(7) Ces indications se trouvent sur le livret militaire; elles ne doivent pas être données pour les individus réformés.
(8) Domicile de l'intéressé, commune, département, rue et numéro.
(9) Rayer, suivant le cas, une des deux formules.

e RÉGION
DE CORPS D'ARMÉE
—
VILLE
d (1)

(1) Indiquer la ville où l'hôpital auxiliaire du territoire doit être établi.
(2) Désigner la société.
(3) Indiquer le numéro attribué à l'hôpital par le ministre de la Guerre.

SOCIÉTÉS D'ASSISTANCE
AUX BLESSÉS ET MALADES
DES ARMÉES DE TERRE ET DE MER

(2)
—

Hôpital auxiliaire du territoire n°   (3)
—

MODÈLE N° 7
—
Art. 42 de l'Instruction du 21 mai 1913

AVIS DE CONVOCATION

POUR LE CAS DE MOBILISATION

En cas de mobilisation, portée à la connaissance des populations par voie d'affiches ou de publication sur la voie publique, le porteur du présent avis se mettra en route sans attendre aucune notification individuelle et se présentera, à (4)

pour exercer, conformément à l'engagement pris par lui, les fonctions d (5)   à l'hôpital auxiliaire du territoire, le   ^e jour de la mobilisation, avant   heure.

Le Président du comité local,   *Le Délégué régional,*

NOTA. — Les jours de la mobilisation sont comptés de minuit à minuit; le premier est indiqué par l'ordre de mobilisation.

(4) Indiquer la ville, la rue et le numéro.
(5) Indiquer la fonction de l'intéressé dans l'hôpital.

TABLE DES MATIÈRES

CHAPITRE IV

Du matériel.

CHAPITRE V

Constitution du fonds de réserve.

CHAPITRE VI
Personnel.

CHAPITRE VII
Envoi de la situation modèle n° 3. — Vérifications.
Classement. — Journal de mobilisation.

CHAPITRE VIII

Changement de série ou augmentation du nombre de lits.

CHAPITRE IX

Situation des hôpitaux constitués sous l'empire de l'Instruction du 5 mai 1899.

CHAPITRE X

Conclusion.

MODÈLES

INDEX ALPHABÉTIQUE